「呼吸法」で強い身体と心をつくる

河越八雲

白隠禅師や益軒に学んだ免疫力を高める呼吸法

コロナ騒動

中国は武漢発のコロナ騒動で、体調の管理、維持が大事ですね。

新型のコロナウイルスは、武漢の細菌研究所から、何らかの形で漏れたものと報道されています。香港で人々を弾圧し、マスクをはずす条例が出されたあとに起こった「マスク」が必要になるコロナ騒動。

これは、何かの象徴でしょうか？

宇宙の法則からすると、「与えたものが与えられる」と言われています。原因が結果を引き寄せます。

中国政府の指導者たちは、周辺国家やその国民、そして自国民に対して、「何を与えようとしていたのか」

それは、やがて白日の下にさらされる時がやってくることでしょう。

これを機に、チベットやウイグル、香港や台湾の自由化、民主化がぐっと早まるように願うばかりです。

呼吸が免疫力を高める

本書は、「瞑想と呼吸」という講座を主婦の方々に数年前から開催してきた経験から、呼吸が免疫力を高めるという点に着目してまとめたものです。中でも丹田呼吸法の祖である白隠禅師の呼吸法や「軟酥《なんそ》の法」、また貝原益軒の「養生訓」などが効果的であることを実感して、紹介いたしております。

白隠禅師は、臨済宗の中興の祖です。若い時から、修行に打ち込まれますが、あまりに激しい修行のために、いわゆる「禅病」にかかりました。

頭はのぼせ上り、両腕両脚が氷雪のように冷えて、心は疲れ切って、夜も眠ることができず、幻覚を生ずるようになったそうです。

そこで、京都の白川に白幽仙人を尋ねて、治癒法の教えを請いました。

その時のやりとりを『夜船閑話（やせんかんな）』は次のように語っています。

私が昔聞いたところを少しあなたにお伝えしましょう。
これは養生の秘訣で、
知る人が稀です。
怠らずにこの秘法を実践すれば
必ず立派な効果が現れます。
長生きもまた期待できるでしょうと。

村木弘昌氏の『医僧白隠の呼吸法』には、この呼吸法の真髄が語られています。興味のある方は、ご参考になさるといいかもしれません。

それは、白隠の呼吸法がどのようなものであったかを研究し、後世の人に伝えた藤田霊斉という方の調和道丹田呼吸法について語られているものです。

真言宗の僧侶であった同師は、若い頃酒毒に犯された身の恢復を願っていましたが、たまたま出会った、白隠禅師著『夜船閑話』を持参して、山中にこもること十数年、白隠の説く呼吸法の真髄を体して、心身の健康を恢復されました。

白隠さん同様に、激しい修行で身体の健康を壊した人の「丹田呼吸法」ですので、普段、身体を甘やかしている人にとっては、少しハードルが高く感じるかもしれません。

日頃から実践できる呼吸法

そこで、養生訓などの考え方も参考にしながら、免疫力を高める呼吸について、日頃から実践しやすく、習慣化して健康を増進できる呼吸法をご紹介させていただくことにしました。

実に様々な呼吸法がありますので、その中から、みじかめで親しめる呼吸をご紹介いたします。

本書をまとめるにあたり、ＫＫロングセラーズさんに、大変お世話になりました。ウイルスの危険に日々苛まれている中、本書をまとめるよう、意欲的に励まして下さいました。

本書が、健康について危惧されている方々の拠りどころとなれますように願っております。

二〇二〇年四月吉日

著者識す

目次

第1章　大切なのは睡眠と呼吸

第2章

白隠禅師の丹田呼吸法はすごい

第3章 心と体を強くする

第4章 深呼吸して今の自分に感謝

第1章

大切なのは睡眠と呼吸

◉亥の刻に寝て、卯の刻に起きる

睡眠が大事です

●長生きの秘訣

母方の祖父は、農家から身を起こし、台湾国へ働きに出て、成功した人です。当時は台北に次ぐ、台湾の大都市である台南という町で、旅館を立ち上げて、従業員も二〇名ほどいたとのこと。

母は、生まれてすぐに産みの親が亡くなったために、島根県から養女として祖父のもとへとやってきました。

祖父は、大変な働き者で、敗戦で全てを失って、熊本に帰ってきてからも、小学校の掃除用具をボランティアで作っていました。

その祖父の心掛けていたことは
「亥の刻に寝て、卯の刻に起きる」
ことでした。これは、長生きするために、そして養生のために大事なことだと、幼少の頃常々話して聞かされていました。

●からだの新陳代謝

亥の刻は夜の九時頃から一一時頃の間です。卯の刻は、朝の五時から七時の間です。

からだの新陳代謝が行われるのは、夜から朝の時間です。特に一〇時頃から早朝の四時頃の間らしいのです。この間に睡眠をしっかりと取ることが、疲労回復と、ストレス解消にとても大事なようです。

この時間に睡眠をしっかり取らないと、免疫力が低下すると言われています。ですので、祖父の心掛けていた睡眠の取り方は、理にかなっていたのだと思います。

養生といえば、貝原益軒の『養生訓』が思い浮かぶ方も多いと思います。正徳二年（一七一二年）に福岡藩の儒学者、貝原益軒によって書かれた、養生についての指南書ですね。益軒八三歳の著作で、実体験に基づき健康法を解説した書です。

長寿を全うするための身体の養生だけでなく、精神の養生も説いているところに特徴があります。

●眠るときの呼吸

『養生訓』には、眠るときの姿勢と呼吸法について、ヒントになることが書かれていました。それは「獅子眠」というもので、横向きになって、膝を曲げ、両足を縮めるようにして眠るという方法で、いよいよ眠るという段になって、この姿勢になると良いと書かれてありました。

〈獅子眠での呼吸〉

●鼻呼吸で行います。

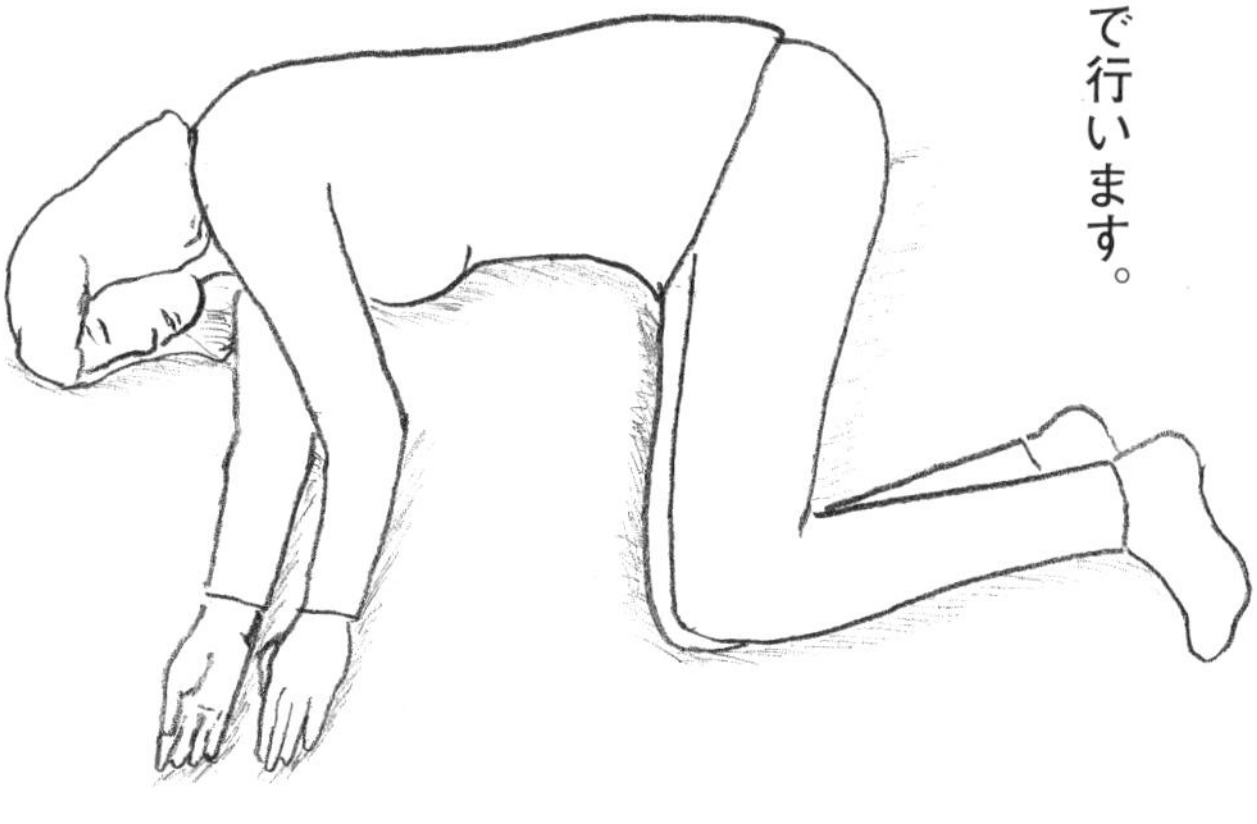

「獅子眠」、
横向きになって、
膝を曲げ、
両足を縮めるようにして
眠るという方法。

◉貝原益軒の「養生訓」が教える呼吸法と姿勢

●時々鼻より外気を多く吸い入るべし。
吸い入るところの気、
腹中に多くたまりたるとき、
口中より少しづつ静かに吐き出すべし。

●荒く、早く吐き出すべからず。
これ古く汚れたる気を吐き出して、
新しき清き気を吸い入る也。

●鼻呼吸で行います。

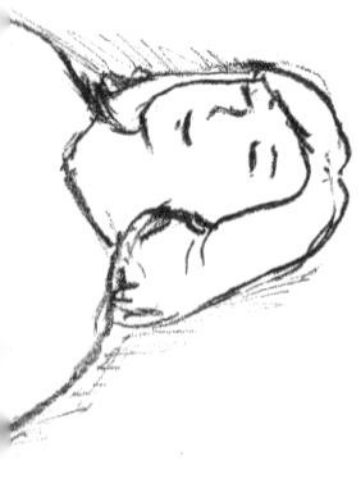

は握ってもいいです

新と古きとを、変ゆる也。

●常に鼻より清気を引入れ、口より濁気を吐き出す。

●常の呼吸のいきは、ゆるやかにして、深く丹田に入るべし。急なるべからず。

【横になって呼吸するときの姿勢】

●身体は寝て正しく仰ぎ、足をのばし、目をとじ、手をひらき、

〈横になって楽に呼吸する時の姿勢〉

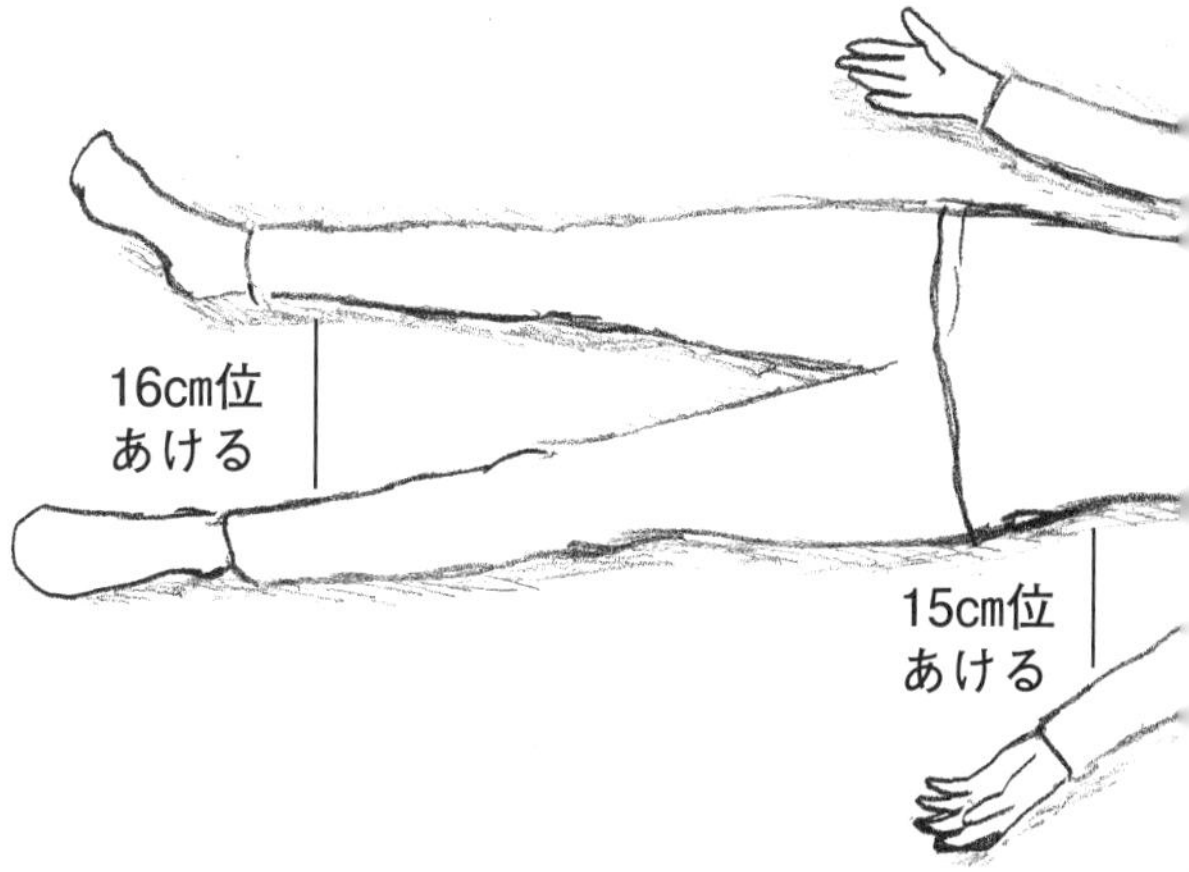

両足の間は一六センチほど開け、
両ひじと体との間も、それぞれ一五センチほど離す。
一日一夜の間、一、二度行う。続ければ効果がある。
養生訓には、眠り方、息の仕方、眠るときの姿勢、呼吸法の回数なども記載されています。

古来より、健康生活には、睡眠と呼吸が大事だったのですね。

〈腹式呼吸（丹田呼吸）〉

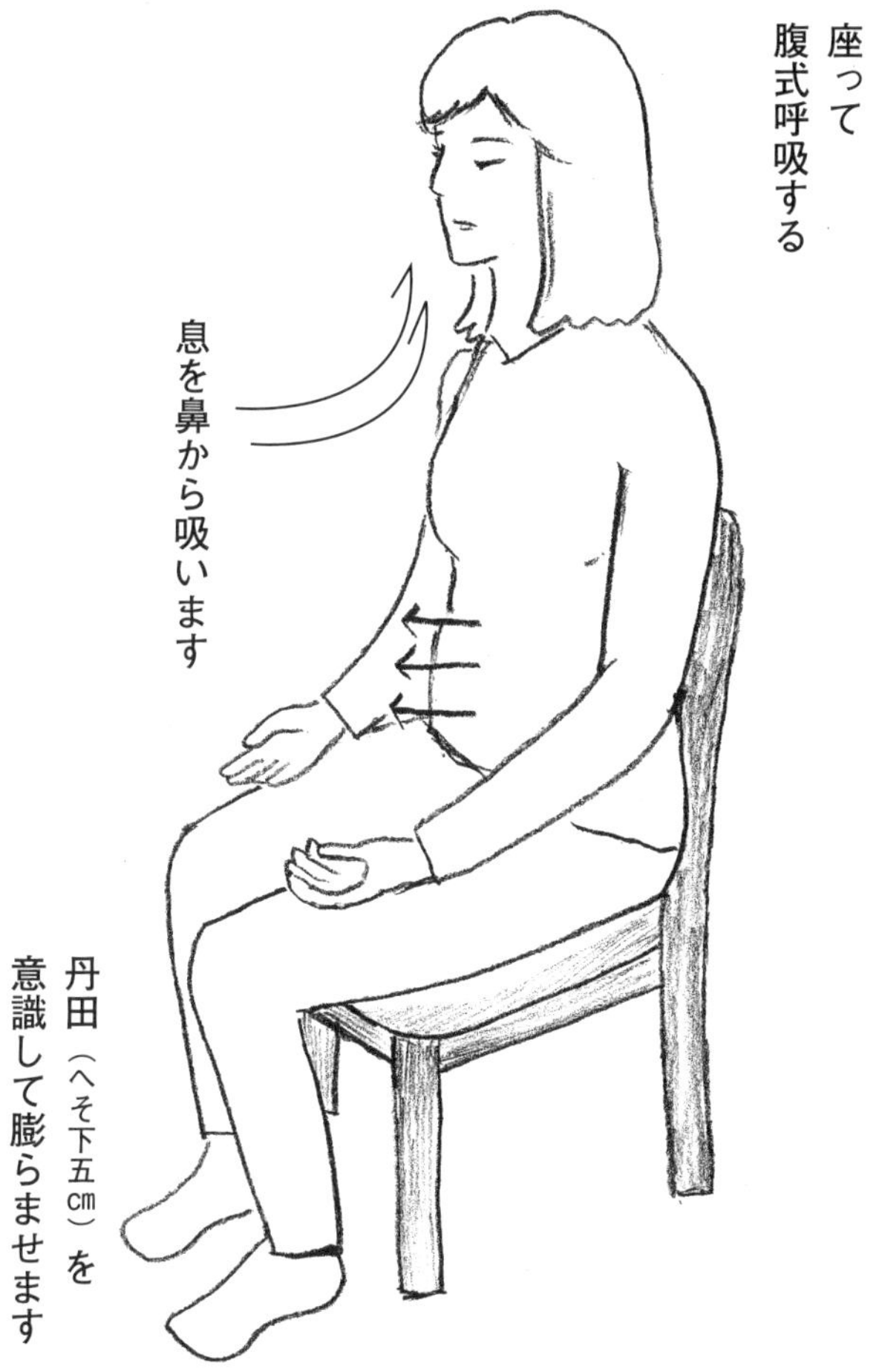
座って
腹式呼吸する
息を鼻から吸います
丹田（へそ下五㎝）を
意識して膨らませます

◉呼吸法と病気と心の関係

●整体の先生から聞いたこと

私の知り合いに、個性的でスピリチュアルな整体の先生がいます。彼女は、整体の先生でもありましたが、気や波動などの研究にも熱心で、ちょっと霊感もあるような人です。つい最近まで、都内で整体院を開業していました。

その先生から聞いた話を、以下にご紹介いたします。

☆　☆　☆　☆　☆

整体における施術というのは、体に対しての働きかけですが、体の筋肉や骨格の調整をして、本人の**「自己治癒力を引きだすこと」**に力を貸しているに過ぎません。

同時に**「病は気から」というように「気」＝「心」であるともいえますから、その心の中に抱えて病の原因になっているところを、本人の力で解消していけるように**と、心に寄り添う会話などを心がけています。

人間であるからには誰しも悩みやストレスなどほとんどの人が抱えています。たくさんの人と関わって施術で体を触ると、これは、施術者にしかわからないことかもしれませんが、独特の筋肉の反応や柔軟性の違いを感じるんですね。

本人から

「最近こんなことで大変なの」とか

「気ががりな状況が続いている」

といったことや、逆に症状から察して、こちら側から

「子供の頃はどうでしたか？」

「ビタミン剤など長く飲んでませんか？」

などと聞くこともあります。

全ての人に共通するというわけではありませんが、その症状を持っている人ごとに共通した悩みやストレス、心の傾向性があるのを、話をしていく中で何となく知ることができるようになってきます。

本人自身が悩みの状況を違う視点から、一歩離れたところから見てみると考え方や生活を変えていくこともできますし、会話をする中で、自分を理解してもらえたと気持ちが軽くなる人もいます。

そんなやりとりをしつつ、私も情報を深めて、また誰かの心を軽くできるような「ひらめき」にかえていくことができるのです。

●十分の酸素は血液を良くし、頭の中もスッキリさせる

それから「気」は「波動」でもあると思います。

「心」の中の悩みは悩みに集中してしまうからこそ深刻になり、深刻さの持続が波動を下げて体調の低下を引き起こすといえます。

さらには「気」＝「空気」です。

浅い呼吸から、深い呼吸に変えることで、まずは、滞っている空気を体から追い出し、今度は体の中に新鮮な空気を十分に取り込みましょう。

十分な酸素は、血流を良くし、頭の中もスッキリしてくるはずです。

「悩み」という波動をいったん断ち切ることは、冷静になって考えるためにも効果があるといえます。

結果的に、心の健康にも良いというわけです。

次に、施術の体験から得た、いくつかの症状に対して紹介させていただきます。

●リウマチ・関節の痛み・強張り・変形

リウマチは膠原病の一つで原因不明と言われています。指の関節が腫れたり痛んだりするのが特徴です。

過去にこの病気を患い、自分で命を絶ってしまった人の遺族からの話で、随分、家族を恨んでいたそうです。

別のリウマチの人は子供の頃に親戚に養子に出され、親に対して「少なからず拭えない気持ちがある」と言っていました。

また、別の人は、これは特別な例ですが、指関節の強張りと痛みが数カ月続いたある日、原因を知りたいと強く願って眠ったところ、夢の中で

「父親に対する憎しみと恐怖心」

を知らされ、納得した次の日から指の症状が治ったという人もいました。

親子の葛藤・恐怖心が、どの人にも強くあったことが共通していると思いました。

指先が冷たくなり、血流が悪くなっていますから、暖かいものが必要なのかもしれません。

呼吸法で、まずは硬くなった心を柔らかくしていくのが体全体に少しずつ効果をだしていく秘訣です。

●癌・腫瘍

物静かな印象の人が、癌であると聞かされることが多いような気がします。

会社で、誰にも言い返すことができないという人がいました。

言い返すことができないというより
「争いたくないので言う気がない」
と話していましたが、施術の時には私の話だけを聞いていました。

その人は二年ほどの間に癌の手術を二回受けていましたが、今思えば、**呼吸の浅い人だった**ことが思い出されます。
人間ですから、口に出そうと出すまいと、心の中では色々な葛藤があるのは当然です。

しかし、真面目に考えすぎると
「自分だけ我慢すれば良い」
という考えに陥りがちです。

自分を責めたり後悔したり、または他人を許せない気持ちをずっと持ったままでいると、知らず知らずに自己破壊に変わってきてしまいます。

失敗したことをいつまでも悔やんだり、後悔したり、自分に自信がなくなっている人にも同じような傾向が見られました。

呼吸法で健康な自分をイメージしながら、一日の中での心の安定した時間をつくるということは、人付き合いのストレスからも解放してくれる貴重な時間となってくれることでしょう。

●喘息

身の回りに、言葉の強い人がいたり、神経質な人がいたりするとつい引き気味になり、

「なかなかこちら側の気持ちが伝わらない」

という方がいます。

もちろん苦しんでいることを理解した上で言いますと、苦しんでいる本人は、何か言いたい気持ちが少し強いのかもしれません。

存在を知ってもらうために「咳払いをする」ということがありますが、悪くいうと、自分を被害者にして相手を変えようとしている、そういう気持ちが強く出ているのかもしれません。

「咳」という形で、呼吸の使い方を間違えてしまって苦しんでいるのですね。ストレスを引き出してしまう相手がいる場合、調和を心がける必要があります。

伝え方の工夫や相手を理解したり、時にはちょうど良い距離感や、良い意味であきらめることです。

自分の居場所（存在意義）を自分の中で守ること、誰にも私の心を害されることはない、大丈夫であると自分に言い聞かせる。

いつから「咳」が出始めたのか、「どんな時（ストレス）」に咳が出やすいかを考えると、発作を起こしてしまう癖がわかるかもしれません。

ただし、現代は色々なアレルギー反応が起きやすい社会ですので、まずは日頃の呼吸を安定させるように努めてください。

急な気温差や運動、治療の放置などは発作の引き金になる可能性がありますので、慎重にコントロールするようにしたいものです。

呼吸法は、安静な姿勢で肺を鍛えていくことが可能で、呼吸器の病気の人には理想的かもしれません。

●呼吸で潜在意識を利用する

病気の人に限らず、誰でも

「自分を受け入れてもらいたい」

と思っています。人それぞれの方法をとって、自己承認欲求を満たそうと毎日を過ごしています。

それが、時には病気や体の不調となって現れて来るのです。

実はこれは潜在意識の働きです。

顕在意識と潜在意識という言葉を最近よく聞くようになりましたが、この働きを知っているという人はまだ少ないかもしれません。


少しだけ説明すると、顕在意識というのは、表面的な頭や理性で考えていることを言います。

潜在意識というのは、心の中の深い感情のようなものです。自分と他人の区別や否定語はないと言いますから、ここが一番難しい点です。

潜在意識で思っていることが知らず知らずに自分を変えていって、結果、健康を害する人や不幸な人が出て来てしまうのです。
他人に向けた感情が自分に向けているのと同じということは
「人を呪わば穴二つ」
ということと同じです。

呼吸の話に戻りますが、**心を穏やかにすることは、潜在意識に平和や健康をプログラムし、自然に健康へと導いてくれる**ようになってくれます。
無意識に呼吸を乱れさせているとしたら、今度は無意識に安定した呼吸を手に入れ、健康や幸福に変えていって欲しいと思います。

●一日中悩んでいる人ほど「数息観」を試すと良い

ストレスを抱えている人は悩んでいる時間に縛られている傾向があります。
悩んだ時間に比例して解決するというものではありません。

むしろ、悩んでいる時というのは、たった一度の嫌なことを頭の中で、何度も繰り返していることがほとんどではないでしょうか。

そんなモヤモヤな一日を過ごしている人には、座禅の呼吸法の一つ「数息観」を試してみると良いでしょう。

人間は一度に二つ以上のことを考えられないといいますから、数をかぞえながら呼吸を重ねていきますので、半ば強制的にいったん、悩みから遠ざかることができます。

その間に、自然な呼吸と心の安定を取り戻していくというものです。

◉強制的に、悩みから遠ざかる数息観のやり方

まず、はじめは難しく考えず、座禅を組むことはしなくても、リラックスできる姿勢からはじめたら良いと思います。

❶椅子に座り、膝の上に手を置きます。

姿勢は、基本は座禅を組み、合掌しますが椅子に腰掛けて、座った楽な姿勢でもいいかと思います。

また、寝ながらする人は、柔らか過ぎないところに仰向けで寝ます。手は体の横に置き、胸やお腹を圧迫しないようにします。

❷鼻呼吸で、頭の中で数えます。

「吸って吐く」で1と数えます。

1なら吸ってヒー、吐いてイー

2なら吸ってフー、吐いてウー

3なら吸ってミー、吐いてイー

・・・

11なら吸ってジュー、吐いてイチー

・・・

と数えていき100まで数えていきます。

慣れて来たら、10まで行ったら一に戻ってやる、

これを繰り返すやり方もあります。

基本は昔風の数え方ですが、簡単にイチ、ニイ、サン・・・と

現代風にかぞえてもいいと思います。

その場合は、１ならイーチーと長く数え、前半で吸い、後半で吐くという息の取り方をします。

❸数を数えるルール

(1) 数を間違えないこと。数を飛ばしたり前の数に戻らない。
(2) 雑念を沸かせないようにすること。数を数える以外のことは考えない。
(3) (1)・(2)の条件に反したら、１から数え直すこと。

以上が、数息観の呼吸法です。
効果的であると言われる呼吸法ですが、即効性を求めたり、一度だけではその効果は期待することは難しいでしょう。

ですので、気負いすぎず、気楽に重ねていくことでいつの間にか、自分の体や心が変わっていくことが実感できるというものです。

呼吸という日常をコントロールすることの大切さを体験していただき、末長く生活に取り入れていただきたいと、心から思います。

〈数息観〉

●鼻呼吸で行います。呼吸の数を、頭の中で数えます。

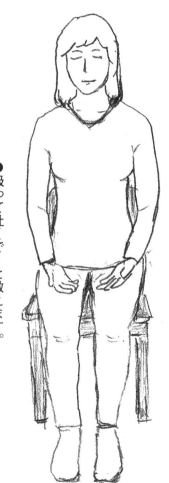

●吸って吐くで1と数えます。
1なら吸ってヒー、吐いてイー
2なら吸ってフー、吐いてウー

●現代風にかぞえてもいいと思います。
その場合は、1ならイーチーと長く数え、
前半で吸い、後半で吐くという息の取り方をします。

◉口からよりも鼻からの呼吸が良い

●鼻呼吸のすすめ

私は、市内の大きな病院に、以前ストレスから体調を壊して入院したことがあります。そのときに、そこの婦長をされていた方と、親しくさせて頂きました。

最近、この婦長さんのご主人が体調不良だそうで、夜は比較的早くお休みになられます。ご主人が寝ているときに様子を見たところ、口を開いて呼吸しているので、直した方がいいのになぁと思っていたそうです。

婦長さんのお話だと、口よりも鼻からの呼吸が良いとのこと。

鼻から吸う「鼻呼吸」は、鼻の構造から考えてもメリットがとても多いので、意識して行うことが大切なのだそうです。

●呼吸とは酸素を取り入れ、二酸化炭素を出すこと

簡単に言えば、呼吸とは空気中の酸素を取り入れて、体内の二酸化炭素を外に出すことです。

人間の呼吸数は、一分間に約一五～一六回が平均と言われています。白隠さんも、『夜船閑話』の中でも紹介されていますが、一日に、呼吸は一万三五〇〇回とか記載されていました。現代人では、呼吸の多い人は一日二万回以上の人もいらっしゃるかもしれませんね。

ですので、この呼吸がちょっと変わっただけでも、こころも身体も変わりそうな感じがしませんか？

●鼻から吸って口（または鼻）から吐く

なぜこの方法なんでしょうか？

実は、解剖学から見た「鼻」と「口」では、それぞれにきちんとした役割があるためです。

鼻は呼吸器官で

口は消化器官。

鼻は解剖学で考えると、「呼吸器官」に分類されます。

鼻腔（鼻の穴からの内部空間）には、鼻毛や線毛があります。

鼻毛や線毛は、吸い込んだ空気に含まれる微細なチリやゴミをキャッチする、フィルターの役割を果たします。つまり吸い込んだ空気を綺麗にしてくれているわけです。

この鼻毛というフィルターがあるからこそ、空気中に含まれるゴミが体内に入り込むのを防いでくれるわけです。

これが鼻で呼吸をすることが大事だと言われる理由ですね。

そして粘液（鼻水）を出すことで、鼻毛や線毛がキャッチしたゴミを、鼻水と一緒に体外に排出してくれるわけです。このようにちゃんとゴミを体の外にだす仕組みがしっかりと備わっているのが、鼻の大きな特徴になります。

●口の役割と構造

続いて口を解剖学で考えると、「消化器官」に分類されます。

口腔（口の中）には鼻毛のようなフィルター機能はありません。

そのため口から空気を吸い込むと、ゴミや細菌なども一緒に体内に入り込んでしまいます。

つまり口は食べるためのものであって、呼吸がメインではないということなんですね。

ただし、口は鼻に比べると通り道は広くて空気を吐くのが簡単になるので、息を吐くときにはとても役立っているのです。

以上が、鼻と口それぞれの役割と構造の違いになります。

●免疫学の大家、西原克成先生

免疫学の大家である、医学博士の西原克成先生も、呼吸は口呼吸より鼻呼吸を勧めています。

事例として、アレルギー症状のひどい少女や喘息発作の女性などを口呼吸から鼻呼吸に変えることで、完治改善させています。

詳しくは、先生著の『健康は呼吸で決まる』などに記載されていますので、ご参照ください。

以下の免疫についての記述も、同著から一部引用させて頂いておりますので、ご参考になさってください。

●免疫についての要約

免疫学は、血清学と呼ばれていました。

人間をはじめとする脊椎動物には、免疫力が備わっています。免疫とは、「疫」（流行病）から免れること、つまり一度かかった病気には二度とかからないということです。

人類が初めて免疫のことに気がついたのは一八世紀末のことで、それが有名なジェンナーの天然痘ワクチンの発見です。

その後、細菌学全盛の時代がやってきて、パスツール、コッホ、北里柴三郎らが多くの病原細菌やウィルスを発見し、ワクチンや抗血清、抗毒素が作られました。

そして、ばい菌やウィルスに対して抗血清療法がしばしば用いられたので、この種の学問はほんの二〇年前までは血清学と呼ばれていたのだそうです。

●免疫学の研究

これが免疫学と呼ばれるようになったのは比較的最近のことです。

免疫学の研究が進むにつれ、ワクチンや抗毒素で治癒できる病気は限られており、すでにコッホや北里の時代には、ほぼ研究しつくされていることに西原先生は気がつかれます。

特に、一度かかって完治すれば二度とかからない細菌性の病気などは、ほとんどないこともわかったそうです。

えっ、じゃあ、免疫はないってことなのかなあ？

当然そう思いますよね。

でもそうではなくて、「細菌性のもの」はないということなのですね。

免疫には先天免疫と、後天免疫があります。後天免疫は、ウィルスや細菌感染で生じる免疫です。

どうやら、これらの微生物に一度感染すると、それらが二度と体から抜けることなく体に潜んでいるので、二度目以降の感染ではひどくならないことが、最近明らかになったのだそうです。

つまり体に共存して、一生涯抗体を作り続けるのです。そして、この免疫を生じる細菌は、結核菌などほんの限られたものだけで、あとはウイルス性のものだそうです。

●人間の細胞は六〇日で入れ替わる

人間の体は、大人で約六〇兆個の細胞で成り立っているそうです。想像もつかない数ですね。

この六〇兆個の細胞が、一日に一兆個の割合で作りかえられています。これを新陳代謝というそうです。

「陳」と言うと難しそうですが、これは単に「古い」と言う意味で、代謝とは交代という意味ですから、新陳代謝とは「新旧交代」のことです。

●免疫システムとは

これまでの医学では、この古くなった赤血球、白血球、組織球、筋肉組織、骨、軟骨などの作りかえのことをほとんど考えていなかったそうです。

しかし免疫という複雑なシステムのおおもとは、実は組織の新陳代謝のシステムにあるのです。

つまり、できたての白血球や組織球が古くなってくたびれ果てた組織をいち早く見分けて、消化吸収し、再利用できるものを使うことこそが、いわゆる免疫システムなのです。そのついでに、細菌や毒物、他人から移植された組織なども消化するのです。

免疫システムの正体は、細胞レベルの消化、吸収、同化など一連の生体反応のことだったのです。

●老化細胞の掃除

免疫力とは、自身の古かった細胞と細菌、ウイルス、タンパク質等に対する体の中の細胞の消化力ということになります。

すべての物質は、時間の作用のほか、温度の作業をはじめとするエネルギーの作用を受けて壊れていきます。これが老化（エイジング）です。老化すると、組織構造が崩れていきます。

タンパク質は一定のアミノ酸の配列した鎖によってできていますが、古くなって鎖がちぎれると、当然、アミノ酸の配列は壊れます。

生命体を維持・成長・発展させるためには、このアミノ酸配列の壊れを感知して、くたびれた老化細胞を掃除しなければなりません。

白血球、組織球の本質的な仕事は、この老化細胞の掃除なのです。

そして、この老化細胞の掃除が行われていなければ、人間の体は一週間たりとも健康維持できないわけですね。

この項は、『健康は呼吸で決まる』（西原克成著）を参考にさせていただきました。

免疫システムとは、細胞レベルでの消化、吸収、代謝、同化、異化、貯蔵、排出のプロセスなので、これは、生命現象の過程そのものです。したがって、呼吸とは免疫システムの要となる燃焼システムのことなのだそうです。

このシステムについて述べると字数が足りません。ぜひ、西原先生の呼吸の本をお読み下さい。

本文中で触れた、**「口呼吸ではなく、鼻呼吸をすすめる」理由**も発見できると思います。

第2章　白隠禅師の丹田呼吸法はすごい

◉禅病を回復させた白隠禅師の丹田呼吸法

白隠慧鶴（はくいん えかく）は、臨済宗中興の祖と称される江戸中期の禅僧です。正宗国師。悟りの後の修行（悟後の修行）の重要性をはじめて説いた方です。生涯に三六回の悟りを開いたといいます。

また、菩提心（四弘誓願・悟りを求める心のこと）の大切さを説き、菩提心がない修行者は「魔道に落ちる」と、自身の著作に綴っています。

生涯において、この四弘誓願を貫き通し、民衆の教化および弟子を育てた方です。

一六八六年駿河国原宿（現・静岡県沼津市原）にあった長沢家の三男として生まれました。一五歳で出家して諸国を行脚して修行を重ねました。信濃飯山の正受老人（道鏡慧端）に、あなぐら禅坊主と厳しく指弾され、その指導を受けて修行を続け、老婆に箒で叩き回されて悟りを得たというのです。

のちに禅修行のやり過ぎで禅病・心身の不調で長年苦しみ、方々を尋ね歩いて、ようやく京の北白川で石川丈山の弟子、白幽仙人に出会います。必死に教えを乞うて、「内観の秘法」を授かることができ、禅病より回復しました。

この経験から、禅を行うと起こる禅病を治す治療法を考案し、多くの若い修行僧を救いました。

「内観の秘法」は気海丹田式の呼吸法であり、天台小止観と同じとも言っています。

また、このときに瞑想法である「軟酥の法（なんそのほう）」も伝授していただきます。

地元に帰り、その頃、衰退していた臨済宗を復興させました。

「駿河には過ぎたるものが二つあり、富士のお山に原の白隠」とまで謳われました。現在も、臨済宗十四派は、白隠を中興の祖としているため、彼の著した「坐禅和讃」を坐禅の折に読誦するのだそうです。

彼は、禅画も多数描いています。

●心身は剛健である。しかも気力は二〇代三〇代の頃より充実している

白隠禅師があらわした代表的な著書『夜船閑話』には、「内観の秘法」である気海丹田式の呼吸法が詳しく語られています。

その一部を現代語で紹介してみます。

「私白隠はいま、古来稀なりという七〇歳を超えているけれど、少しの病いもなく歯もグラグラしないで、目と耳はますますはっきりしてきて、疲れを感じることもない。

毎月二回の説法でもやる気が起こらないということもなく、近隣の村々の人々三百〜五百人を前にして説法することもある。

また、雲水の僧に対して激しい説法をすることもある。それも五百回や六百回にもなるが、説法を中止したり、休んだりすることもない。

心身は剛健である。しかも気力は二〇代三〇代の頃より充実している。

かって、病弱で苦しめられた自分がこのように元気で、真理の道に、法の道に精進し、多くの衆生救済のために働くことができるようになったことはこの上ないことだ。

これはみな、『内観の法』の霊妙な力によるのである。

これを聞いた弟子たちは、感動して泣き出すものがいた」

そして、白隠禅師に、「内観の法」を書き残して、難病のものを救済するようにして下さいとお願いしたので、禅師は、快諾され、『夜船閑話』ができ上がったそうである。

◉白隠が『夜船閑話』で教える内観の秘法

●生命を養い、
長寿を保つ秘訣は、
「自分の身体と心を整えること」にあります。

●瞑想の型を思い描いて修練し、
心を落ち着かせること。
心を平穏にすること。
型を練るということは、

天地自然の生気・神への尊崇の念を丹田（鳩尾から下拳一握り分）に集めること。
これを神気といいます。

●神気が集まると、
丹力が整い、
下腹部に力がみなぎってきます。

●心身が統一されると、
清らかな気に満たされ、
心身が若返り、
生命力が強まり、
長寿になっていきます。

●「丹」とか「神」というものは、

人の外部にあるものではなく、
神の子仏の子であるという
「神性」「仏性」への目醒めであり、
悟性の力を深めることであると言っていいでしょう。

●仏性をよみがえらせるという

「発心」の境地が、
丹田に満ち満ちていけば、
心は澄んで透明になり、
本来肉体に宿る生命力が、
自然に働きを強めてくるのです。

●この「内観の法」を行うことを習慣化して、

日頃から心掛けていくことで、
難病や疲労から快復することが
できるようになります。

この秘法を実習しようとするときには、
すべからく人間世界の思い煩いや
工夫を捨て、
小智才覚の一切を放下して、
考えること、
見ること、
聞くこと、

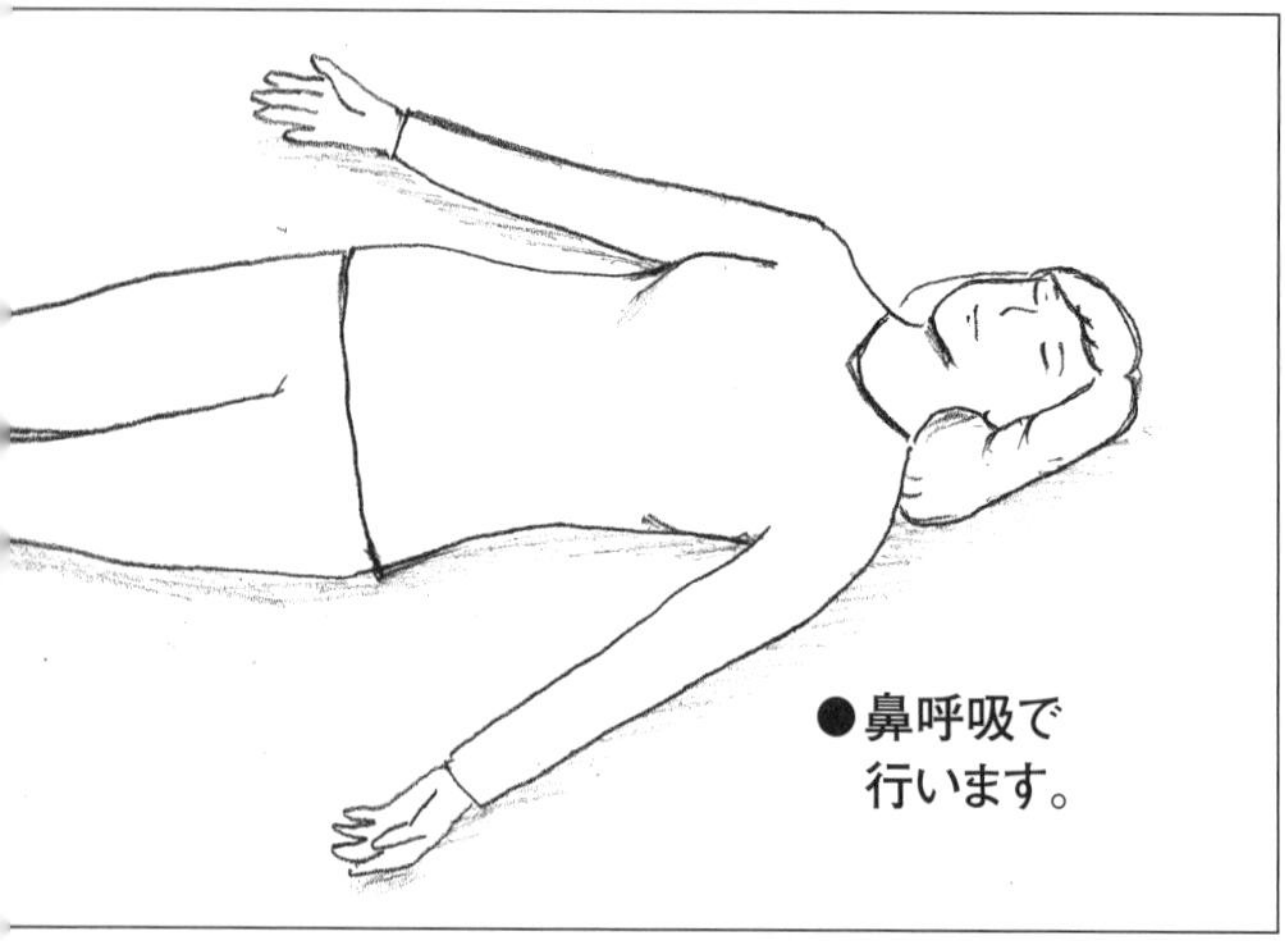

話すこと、
感じること、
一切の雑念など心の外部への活動を
追い払い、空っぽになって
この『内観の秘法』を行い、
深く眠りこみ、
そのあとで、
肉体の眼と共に
心の目を覚ますという
ことでなければならない。

すなわち、
床に入り、

白隠禅師の丹田呼吸法を寝ながらやってみる

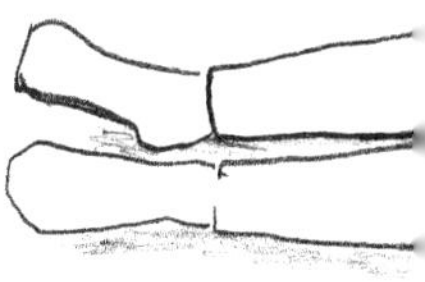

●内観する（何度も何度も行います）

①自分の丹田、腰・脚・足心はまさに自分の本来の姿である。どのような呼吸をしているだろうかと考えてみよう。

②この体が永遠に住むべき故郷であるならばいまどのようになっているか本来のあるべき姿を思い描きなさい。

③自己の心の中に浄土がある。その荘厳さはどのようなものか。考えてみてはどうだろう。

④自分の本当の姿としての阿弥陀仏はどんな説法をしているか、絶え間なく心の中で思い続けてみよう。

眠りに入る前に、
両脚を長く踏みそろえ、
一身の元気を
へその周りから気海丹田、
腰、
股、
両足から
足の裏に下ろし、
満たして、
内観の言葉を何回も
繰り返し繰り返し
内観するのである。

◉白隠の呼吸法の実習

●自分の丹田、腰脚、足心はまさに自分の本来の面目（姿）である。どのような呼吸をしているだろうかと考えてみよう。

わがこの気海丹田、腰脚（ようきゃく）足心、まさにこれがわが本来の面目、面目なんの鼻孔（びくう）かある。

●これは、自分の永遠に住むべき故郷である。故郷であれば、いまどのようになっているか考えるであろう、本来のあるべき姿を思い描きなさい。

わがこの気海丹田、腰脚、足心、まさにこれがわが本分の家郷（かきょう）、家郷なんの消息かある。

●これは自己の心の中にある浄土である。浄土であるとすれば、その荘厳さはどのようなものか。心の中に荘厳な浄土の世界を考えてみてはどうだろう。

わがこの気海丹田、腰脚、足心、まさにこれわが唯心（ゆいしん）の浄土、浄土なんの荘厳（しょうごん）かある。

●これは、自分の本当の姿としての自分の中にある阿弥陀仏である。その阿弥陀仏はどんな説法をしているかということを、絶え間なく

心の中で思い続けることである。

わがこの気海丹田、腰脚、足心、まさにこれわが己身（こしん）の弥陀、弥陀なんの法かを説く。

このように何度も何度も繰り返し、想像し、観念し、想像力を集中するがよい。観念想像力の効果が積もって現れてきたならば、一身の元気はいつしか、腰や脚や足の裏に満ち満ちて、下腹部の丹田はしっかりとしてくる。

右のように『内観の秘法』を一心で、真剣に修するときは、二、三週間にして今までの苦悩、不快、神経衰弱、心臓病、肺病などのあらゆる難治の病の症状が、そこを払ったように全治するのである。

このように記されています。

◉「自分は修行精進して心身が健康になり気力も充実した」

白隠禅師は言う。

汝ら弟子よ、この『内観の秘法』によって、心身の難病が全治してしまったとしても、ここで満足して修行を中止してはならない。

病がなおったならば、また修行を重ねて、永遠の真理の道をもとめて、研修しなければいけない。

人生は短くして、道は遥けくして遠い。人間一生の修行である。

人の歩む道は、目的は同じであるが、みな違う。

ただただ真理を求めて、各自が各自の本性に基づいて、本来の独自の道を進まなければならない。

真理の法のみ心を正しくし、かつ病を癒し、健康を保つものである。

目に見えない天地自然の陰陽の調和の道と秩序に従っている限りは、病気にかからないものである。

この言葉の後、白隠さんは次のようにも語っている。

●自分は修行精進して、わずか三年で心身が健康になった。

●気力も充実して、心身の活力も充実している。

●ただし、内心思うに、この真理の道の修行を成し遂げていにしえの彭祖のように八〇〇歳まで長寿を保つことができたとしても、これは一個の生ける屍に過ぎない。

●自分は一代発心誓願をして、民衆の苦を救い、迷いを断ち、真の仏法を説き、この世を極楽浄土にしようと思いたち、菩薩の如く、自利即利他の道を学び、滅ぼすことのできない金剛不壊の身となって、一切の衆生救済を決意した。

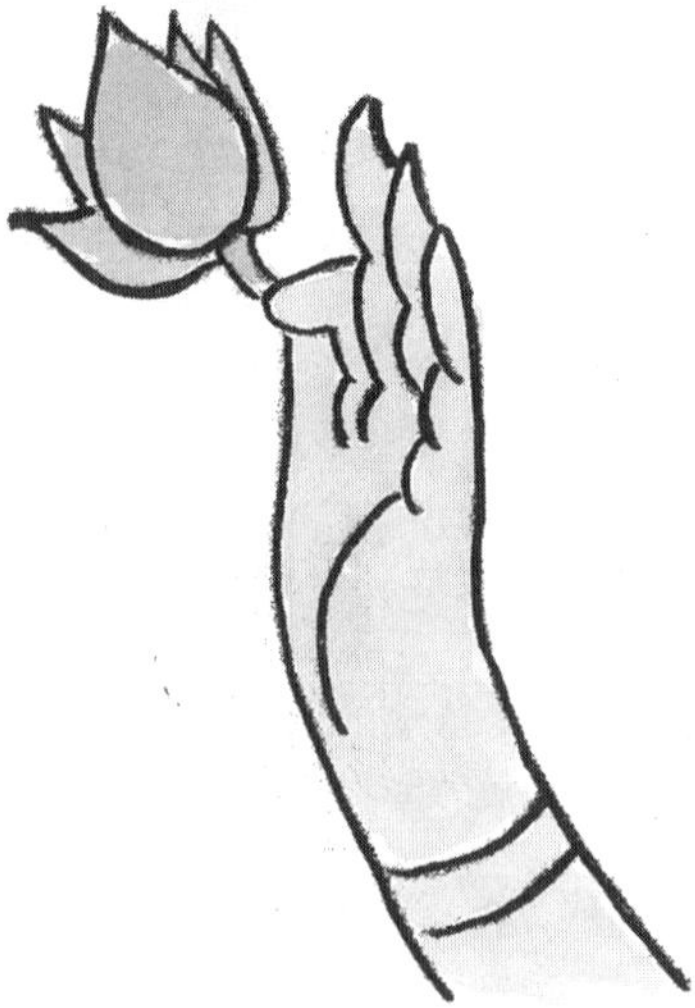

◉「心気が下（丹田）に充実するときは、病が体内に生じることもない」

●夜船閑話より

「私が昔聞いたところを少しあなたにお伝えしましょう。これは養生の秘訣で、知る人が稀です。怠らずにこの秘法を実践すれば必ず立派な効果が現れます。長生きもまた期待できるでしょう」と。

以下は『夜船閑話』（伊豆山格堂訳を参考にしました）の中からです。

●そもそも、万物の根源、『老子』に言う「大道」は、陰と陽の二つの要素に分かれます。

陰と陽の二つの要素が交わって人と物が生まれます。

●人や物の生ずる前から存する先天の元気、力、エネルギーは人体に備わって、体内を音もなく巡り、五臓（肺・心・肝・脾・腎）が関連しあっています。

●全身をめぐって生命力となる陽の気を「衛」といい、食べ物から得られた陰の血を「営」といいます。

●この衛の気と、営の血が経脈を通り、昇降循環すること、昼と夜およそ五〇回。

五臓六腑の五臓には、七神、七つの霊力が存します。脾臓と腎臓には、それぞれ二神があるので、合計七神になるのです。

●吐く息は心・肺から出て、吸う息は腎臓・肝臓に入ります。

一昼夜に、一万三五〇〇回の気息・呼吸があります。
脈が一身をめぐること五〇回。
（中略）
思うに、生を養うことは、国を守るようなものです。
●明君聖主は、常に下々の人々（つまり下）に専ら気を配ります。
暗君庸主は、常に心を一部の上部の特権人に向けています。
●上部の特権人（つまり、上）ばかり見ていると、
一部の人たちが権力を欲しいままにします。
少しも民の貧困を考えないのです。
●村々には飢えて青ざめた顔のものが多くなり、
都には飢え死にするものが多いのです。

●勇気があり、賢い臣下の考えは容れられないので、
姿をくらまして隠れ、
人々は君主や為政者に怒りをもち、
恨みを持つようになります。

●諸侯は離反して、
四辺の夷狄蛮民が競い起こって叛乱し、
人々をさらに苦しみに陥れ、国家を滅ぼします。

●これに反して、
心を民衆（下）に用いるときには、
百官は倹約に勤め常に民間の苦労を忘れない。

●民には食料の余裕ができて、

多くの賢臣がやってきて国に仕えますので、
国は豊かになり、富みます。
●国境を侵す敵の侵入もなくなります。
これは、人の身にも起こることです。
●道を極めた人、達人は常に心臓の気を下に充実させます。
心気が下に充実するときは、
喜怒哀楽などの七情より生ずる病が、体内に生じることもないのです。
寒い暑いなどから生じる四つの外からの邪気も生じなくなります。
●気・血ともに充実して、
心が軽やかで健やかで薬を口にすることもないのです。
●ところが凡人たちは、

常に心臓の気を上に勝手にのぼらせています。

●そうすると、
心臓の火が肺臓を痛め、
五臓六腑を疲れさせ、苦しませるに至るのです。

●それゆえに、昔の人曰く、
真人（悟った人）の息は踵（くびす）をもってし、
衆人（ふつうの人）は喉をもってすると言っています。

●踵（くびす）をもって息をするということは、
心気が丹田（臍下）に集まれば腹式呼吸になり、
息が踵から出るような感じになることを言うのです。

●そうすると、丹田のあたりには暖かい気が生じます。

およそ生命を養うの道は、
上部は常に爽やかで涼しく、
下部は常に温かでなければいけないと言われています。

●丹田呼吸で、上部は爽やかに、下部は暖かくなっていくのです。

国政の治政の道と丹田呼吸には、
このような類似の考え方があるのですね。

◉精魂尽き果て倒れる寸前に見出した光明

●国師の称号を頂いた臨済宗中興の祖

白隠禅師は国師と尊敬を受けています。国師（こくし、くす）は、高僧に対して朝廷や皇帝から贈られる諡号の一つであり、特に天皇や皇帝の師への尊称です。

僧侶に贈られる諡号としては、他にも大師号、禅師号などがあります。日本では、臨済宗系の方に、国師の称号を頂いた方が多いようですね。中でも夢窓国師などは正覚・心宗・普済などといった他の称号まで頂いています。すごい人だったんですね。

白隠さんは正宗国師。臨済宗中興の祖として、和製公案を多数作成したことでよく知られています。

多くの人の悩み苦しみを平らかにし、また、多くの門弟を育て、世の中の人々に教えを広げた功績は大きなものだったようですね。

天皇が、後に国師と認められました。

若い頃には、悟りの道に踏み入れた後、煩悶し、苦しみ、悟りの道から逸れて行こうとされたこともあると聞いております。

しかしながら、その発心において、仏道修行を志し、仏のみ弟子としての務めを果たすことを、生涯の目的使命とされてこられました。

仏陀が、中道の教えを説かれたのは、六年間の修行ののち、スジャータからミルク粥を布施してもらったあとのことです。

森の中での修行は、苦しく、痩せて骨ばかりとなり、生命の危機さえありました。スジャータからいただいたミルク粥は、たいしたご馳走でもなかったはずですが、そのときの仏陀にとっては最高のご馳走でした。

張り詰めた肉体の修行は、肉体を苛《さいな》み、執着心を高ぶらせ、悟りの道からは遠かったのです。

張り詰めた琴の糸が良い音色を出さないように、緩んだ糸も良い音色を出さない。

中くらいが良いのだと悟ります。

これが、仏陀の中道の教えでした。

●悟りへのあくなき願いがあればこそ

白隠さんも、若い頃には、悟りの道に入ろうとして、苦労されたのです。

そして、魂魄つきて、倒れそうなときに、京都の白幽仙人に教えを請われて、呼吸法と軟酥の法を教えていただきました。

若き白隠先生は、悟りを求めて、烈しい修行に打ち込まれました。しかし、仏陀がそうであったように、精魂尽き果て、倒れる寸前でした。

このとき、京都の山奥で、白幽仙人に教えを請われて、ようやく、光明を見出されたのです。

まず、初心者の方は、呼吸法から入られるのが良いでしょう。

この呼吸法は寝ながらでも行えますし、短い時間でもできます（62・63頁）。

体調の悪い方は、起き上がることも難しいときもあるからです。

呼吸法を習慣化できるようになれば、その次に軟酥の法に取り組まれても良いかと思います。その時々の気分も大事ですので、いまは軟酥の法をしたいと思われるのでしたら、軟酥の法（83頁参照）を実践されても構いません。

ただし、実修法なので、押さえる点が一つあります。
それは、大事な点なのですが、呼吸法も、軟酥の法も、
悟りへのあくなき願いがあればこそなのです。
悟りとは、仏陀に近づくことです。
仏陀に近づくこととは、自らの神性、仏性に近づくことです。
ですので、**自らへの感謝、自らへの信頼を確立すること**でもあります。
どうぞ、この点を、しっかりと毎日ご確認くださいね。
一日一生
生かされていることへの感謝を深めてください。
命を燃焼することを、心がけてください。
そうであれば、光明荘厳となり、体の不調は消えていくことでしょう。

◉軟酥の法（なんそのほう）で免疫力を高める
黄金のバター瞑想というもの

中国発のコロナ騒動で、体調の管理、維持が大事ですね。

軟酥の法は免疫力を高めるということで、よく知られていますので、ここにご紹介いたします。

☆　☆　☆

基本となる軟酥の法のやり方を書いていきましょう。

❶色も香りも素晴らしく、卵くらいの大きさの軟酥（黄金色のバターと思って下さい）をイメージします。丸くてもいいのですが、安定が気になる人は　四角形でもいいと思います。

その軟酥が頭の上にあります。
その匂いと味わいは何とも言いようのないほど素晴らしいものです。

❷それが溶けてきて、頭をうるおし、どんどんと浸《し》み込みながら下ってくる。
両肩、両腕、指先まで、
両胸、その中間、横隔膜、
肺、胃、肝臓、腎臓、すい臓、腸、
すべての内臓、細胞、血管、
そして背中から、お尻まで、
骨にも浸み渡っていきます。

❸このとき、頭や胸の中にある悩みなど、その積もり積もったもの、
それらもすべて溶け、下っていきます。

〈白隠禅師・軟酥の法の実習イメージ〉

黄金のバターが軟酥が頭の上にあります。それが溶けてきて、頭をうるおし、どんどんと浸み込みながら、頭、両肩、両腕、指先まで。両胸、その中間、横隔膜、肺、胃、肝臓、腎臓、すい臓、腸、すべての内臓、細胞、血管、そして背中から、お尻まで、骨にも浸み渡っていきます。

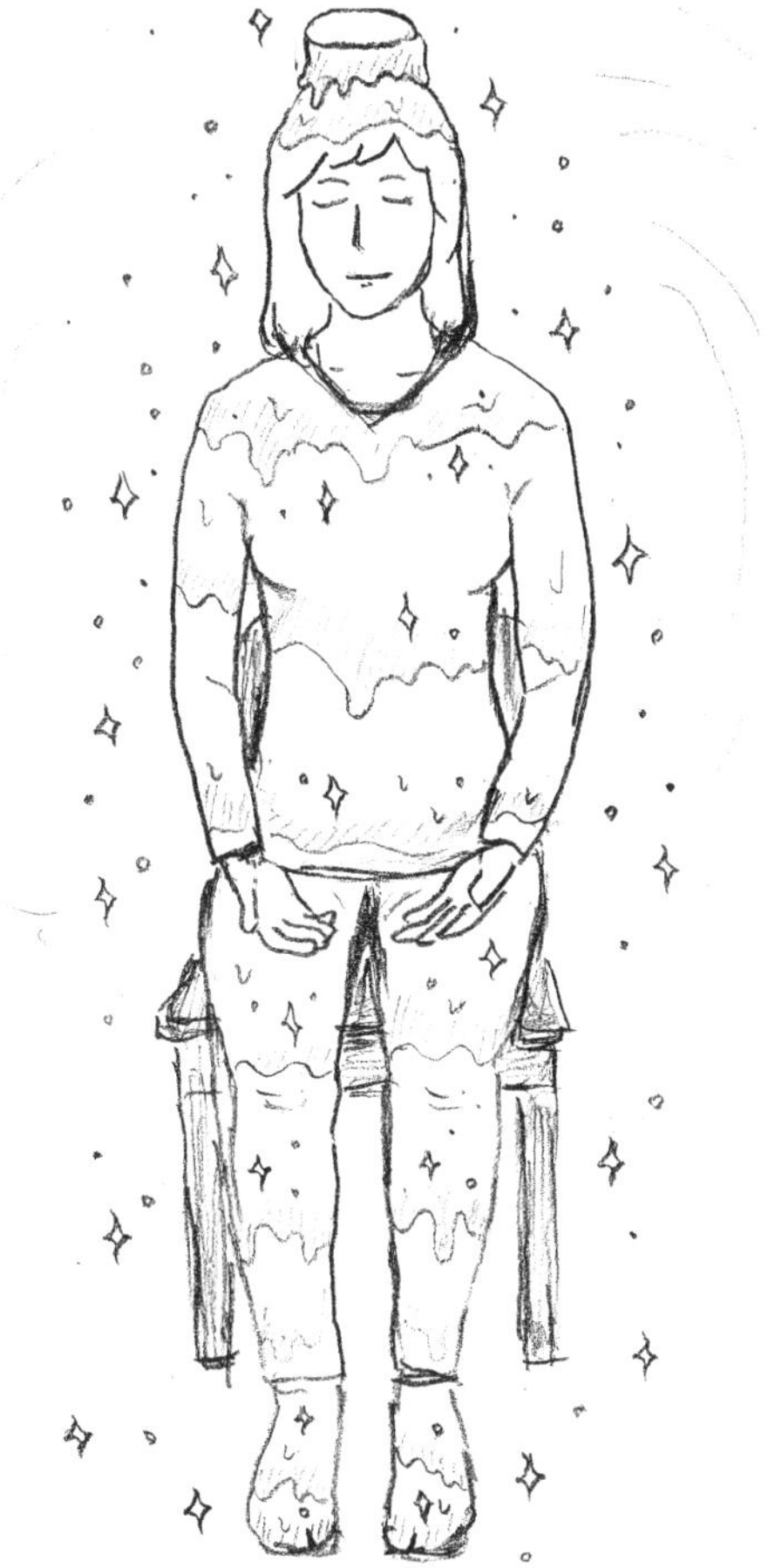

❹全身を満たしながら、両脚にも伝わり、浸み込んでいきます。
両足を暖かく潤して足の土踏まずに至り、そこで軟酥の流れは止まります。
❺こうすると鼻はたちまち妙なる香りを感じ、皮膚には絶妙なバターが全身をおおうのです。
心身が快適となり五臓六腑の気の滞りがなくなります。

第3章　心と体を強くする

◉織田信長の舞と呼吸

信長は
今川義元との決戦で、
桶狭間の戦いの直前に
幸若舞（こうわかまい）の演目の一つ
「敦盛（あつもり）」を舞ったそうです。
信長は、様々な逸話がある人ですが、
折々に
「敦盛」を舞う姿が
史実に深く残ったのも事実です。

戦場では、
たえず命のやりとりがありますが、
命に対する執着があると
戦う気力が衰えます。
恐怖心を克服し、
天命に従う境地ができてこそ
命のやりとりに対する無我の境地が
生まれるのではないかと思います。
そして、
実感として、
舞の中の深い呼吸と発声が、
心と体の隠れた力を引き出すと
信長自身は

分かっていたのではないでしょうか。

「敦盛」は、世阿弥の代表作の一つだということをご存知でしょうか。世阿弥は、舞の中に和歌の活用をとてもうまくとりいれた人だと言われています。

和歌は、黙読ではなく、口に出して詠むのが本来の姿であり、この和歌の借用と活用が誰よりもうまいのが、世阿弥なのだそうです。

●不純な気を吐き出し、澄んだ気を取り入れる

古今和歌集に始まる勅撰集に歌が採用されること、それは歌人としての最高の名誉だったのですが、このことは王朝時代に始まって、世阿弥が生きた室町時代前半まで続いた伝統で、公家や僧侶だけでなく、武家も強く意識した精神文化の風潮でした。

「人間五十年、下天のうちを比べれば夢幻の如くなり」

信長が生きた時代は、まだまだ、和歌の伝統が息づいていたのではないでしょうか。

朗々と読み上げて、体内の不純な気を吐き出し、澄んだ気を取り入れて、精神に充溢を実現していたものと思われるのです。

◉能楽師の呼吸

能の場合、
悲しい場面を演じるときも、
能面をつけているため、
顔で悲しみは表現できません。
全身で悲しみを表わすために、
能を演じる人は、
呼吸を変化させ、イメージ力を高めて
本当に「悲しい」状態を演出しようとしているみたいです。
呼吸で体内血流を変化させているのです。

◉呼吸法、瞑想法五問

1　感情が切れやすいのは？

Ａ　呼吸が深い方

Ｂ　呼吸が浅い方

2　呼吸法を実践して、試験をしました。する前とした後では、どちらが好い点数？

Ａ　呼吸法をする前

Ｂ　呼吸法をした後

3　人間が一日に想いを出す回数は？

A　二〜三万回

B　一〇〇回くらい

4　コップの中に濁った水をいれました。

水は透明になるか、ならないか？

A　濁ったまま

B　濁りは沈殿し、大部分は透明になる

5　磁力が弱くなった磁石は、もうもとのように強くならない？

A　その通り

B　強くできる

〈解答〉

1　感情が切れやすいのは？

Ｂ　呼吸が浅い方

緊張しているときや興奮しているときには呼吸が浅いので、深呼吸を！

2　呼吸法を実践して、試験をしました。する前とした後では、どちらが好い点数？

Ｂ　呼吸をした後

全員が、呼吸前よりも呼吸後が成績アップ。

3　人間が一日に想いを出す回数は？

Ａ　二〜三万回

ネガティブな思考が頻度的には多いかもしれない。
しかしポジティブな思考がはるかに強い力を発揮します。

4
コップの中に濁った水をいれると、水は透明になる？
B　濁りは沈殿し、大部分は透明になる
悩みや苦しみが沈殿し、爽やかな人格になる境地を目指す。

5
磁力が弱くなった磁石は強くならない？
B　強くできる
強い磁石にくっつけると回復します。
神仏の大いなる磁石から離れないことです。

◎幸田露伴の免疫力

薬を飲むより、体内に薬を作る

●守れば足らず、攻めれば余りある

「平静、健康状態を保つことが、すなわち病気から身を守ることであるが、これをさらに一歩すすめた積極的な考え方がある」

と、幸田露伴はその著『努力論』の中で述べています。

「守れば足らず、攻めれば余りある」

消極的に病気をするまいと気をつけるのではなく、積極的に普通以上の健康体になってやるぞ、と努力することは大変有効なのです。

●普通以上になりたい

普通で良いと願っていたのでは、時として普通になることすらできない場合もありますね。

普通以上になりたいと願って、やっと普通にたどり着いたりするのです。常に一歩先、一段上を目指すことによってようやく普通になれるんだと考えた方が良いでしょう、とも述べています。

「普通の人が毎朝一回歯を磨くのならば、こちらは毎食後歯を磨こう。こうすれば、普通の人より歯医者に通う回数は少なくなる。胃腸の弱い人は、お粥とか軽い食事を食べ、食後には胃腸薬とかいろいろな薬を飲んでいる。

つまり、薬剤に頼り、軟弱な食べ物だけにすがる場合が少なくないのである」。

これは物を尊んで、心を尊ばずと同じことだと露伴先生は言っています。

例えば明治の頃の外国を重じて、日本を軽視する。そんな風潮ではないでしょうか。今も、そんな風潮がありそうですね。

そして、**なぜ、噛む時間を長くして、丁寧に咀嚼しようとしないのかと心**がけについて、質しています。

意識を転換して、弱い胃を普通の胃に、そして普通の胃を強健な胃に鍛えあげようとしないのだろうかとも疑問を呈しています。

アドバイスを一つ贈りましょう。

「お前の鍋で粥を煮るより、お前の口の中で粥を作れ」。

●幸田露伴の一転語

露伴は、さらに次のような一転語を語っています。

●飲食する前に鼻をふさいではいけない。

鼻は、食べてはいけないものを嗅いだら、
それを食べるなと教えてくれる。

●飲食する前に舌をだましてはいけない。

舌は、食べてはいけないものに出会ったら、
これを食べるなと教えてくれる。

●飲食には歯を使わなくてはならない。

歯は、ものを噛み砕き、物の分子の間に唾液を混ぜて浸し、
嚥下と消化を円滑にする。

胃腸は人間の意のままに動いてくれませんが、分泌は感情に大きく影響されます。だから、胃にとって、具合の悪い感情を抱いていると、胃を苦しめ

ることになります。

ですから、胃を苦しめるなかれ、と。

胃液が十二分に分泌されることで、消毒と消化が円滑になされます。

●造物主が人間に与えてくれた全てのものを、過不足なく使いこなせ

胃病の人が、食べ物に対して恐怖・嫌悪感を抱くと、胃液は分泌をやめます。すると、ますます消化不良になることはよく知られていることですね。

造物主が人間に与えてくれた全てのものを、過不足なく自然に使いこなせば病気に付け込まれる心配は少ないのです。

露伴は、次のように語っています。

「筋肉を大いに使おう。筋肉の運動をなおざりにすれば、筋肉は日に日に衰えて、体格は薄弱になる」。

「呼吸器も酷使せず適当に働かせてやらなければ不調に陥る」。

このように体中の諸器官をまんべんなく無理をせず使いこなせば健康が保障されるのである、と。

病気というものは、まことに嫌なものである。しかし考え方によっては、病気が人間にもたらすプラスが全くないわけではない。

しかし、たとえ病気が人類の文明に少なからず貢献をしたとしても、病気には必ず苦しみが伴うものですから、これは病人に対していうべき言葉ではないでしょう。

露伴先生は

願わくば、

すべての人が無病息災で

長寿幸福であることを
祈らねばならない
という言葉で結んでいます。

◉大津波のときに馬鹿力を発揮した人の奇跡的な力

潜在意識をコントロールする呼吸

力を出すときには、息を吐き、
力を抜くときには、息を吸う

東北の大震災の時に、奇跡的な力を発揮した人を知っています。

Sさんは、フェリーの船長でしたので、地震が起こったら、津波がやってくることが分かっていたようです。

それで、大きな地震が起こったら堤防から海水が入ってこないように、一番にそこで海水をくい止めようと日頃から考えていました。

津波が起こったときには、自宅で一人でした。近くに人がいませんでした。

そこで、百メートルほど離れた堤防の扉を閉めようと、通常三人でなければ閉められない扉を一人で閉じたそうです。

いわゆる火事場の馬鹿力を発揮されたわけですね。


残念なことに、津波の高さは堤防よりも高くなってしまったので、一時しのぎだったと言うことですが、それでも、初動で一時はくい止めたのですから、素晴らしい功績ですね。

後になって振返って、自分でも信じられないと仰っていました。

あの力はどこから出たのでしょうか？


また、不幸にも火事に巻き込まれたときにとっさに信じられない力で重い金庫を運んだり、大きなドアを動かしたりした人もいます。

人が普段脳からの指令により動かしている筋肉の力は諸説あるようですが、それは能力の二割程度といわれています。

常に持てる力をすべて発揮できてしまうと、筋肉自体を壊してしまうからだそうです。そのため私たちの潜在意識は、制限をかけてできないようにしています。

では、この潜在意識の制限が外れてしまうのは、どのようなときなのでしょうか。

◉火事場の馬鹿力を生み出す呼吸法

私たちの意思とは関係なく働き続ける鼓動や呼吸、体温維持といったものは自律神経と呼ばれる神経、いわゆる潜在意識により司られています。

この自律神経は交感神経と副交感神経という二つの系統から成り立っており、臓器や器官に対してそれぞれ逆の作用をしています。

例えば運動をしているときは交感神経が活発に働くことにより心拍数が上がり、発汗したりします。

逆に、安静にしているときは副交感神経が働くことにより心拍数は下がり、内臓の働きを促すのです。

生命の危機が感じられる場面、急激なストレスにさらされたとき、交感神経の強い作用によって、このリミッターが外れてしまうのです。

このときに発揮される、信じられないような行動力が、いわゆる火事場の馬鹿力なのです。


火事場の馬鹿力を出すときには、呼吸はどうなのでしょうか？

交感神経の働きを促す呼吸というものがあるのでしょうか？


スポーツ選手の場合が分かりやすいかも知れません。

試合の中で、プレッシャーを感じているときは、緊張や不安で普段より呼吸が浅くなります。そして、脳波がβ（ベータ）波の状態になっています。

まずプレッシャーを感じていることを認識します。その状況でできることを行い、普段の心の状態に近づけるようにします。

◉苦しくなったら、まず息を吐くこと

よく競技の直前に深呼吸をして落ち着かせている場面を見たことがあると思います。

これはゆっくり呼吸することで緊張を和らげ脳波をα（アルファ）波の状態にしています。

息は、吸うときではなく吐くときに緊張を和らげ、リラックスできるようになります。

力を出すときには、息を吐き、力を抜くときには、息を吸うこと。

これが基本です。

吸う、吐くの二つで呼吸。

苦しくなったら、まず息を吐くこと。

水泳においては、息を吐く、息を吸うリズムを一定にすることが大事です。息を吸う、吐くリズムが崩れると、一気に呼吸が苦しくなります。

気持ちをリラックスするためには「吸う」ことよりも「吐く」ことと心がけておくと良いでしょう。

吸う時間よりも吐く時間を長く取ることで、肺の中の空気をたくさん循環させられます。

水泳の呼吸においても大切なのは、「吐く」ことを意識して行うことです。

◉逆腹式呼吸は最もたくさん息を吸える呼吸法

呼吸法には大きく分けると、肋骨を拡げたり閉じたりする胸式呼吸と、腹を膨らませたりへこませたりする腹式呼吸の二種類に分けられます。

酸素取り入れの効率は、腹式呼吸が胸式呼吸の三～五倍も高いことから、多くの呼吸法は腹式呼吸、または腹筋等によってパワーアップされた胸式呼吸が基本となっているようです。

本書でご紹介した西原克成先生は、腹式呼吸の一種ですが、通常の腹式呼吸とは逆の、逆腹式呼吸法を推奨されています。

それは、胸腔を最大限まで拡大させることが期待できるやり方です。111頁の図を参照してください。

①鼻から息を吸って、横隔膜を上にあげます（このとき、お腹をへこませます）。

②鼻から息を吐いて、横隔膜を緩める（胸をすぼめ、腹を緩める、すなわちお腹がふくらみます）。

肛門と口唇は閉じておきます。

通常の腹式呼吸は、息を吐くとき「腹をへこませ」、吸うとき「腹をふくらます」ように指導されています。西原式逆腹式呼吸は、その逆です。

●その効果は津波のときに、とっさに潜在意識が働いて大きな力を発揮した事例などで証明されます。

●逆腹式呼吸とは力を使うとき。本気をだすとき。恐怖心に打ち勝ち、勇気を発揮するときなどに効果的だと思います。

●この逆腹式が、最も息をたくさん吸える呼吸法です。

〈逆腹式呼吸〉

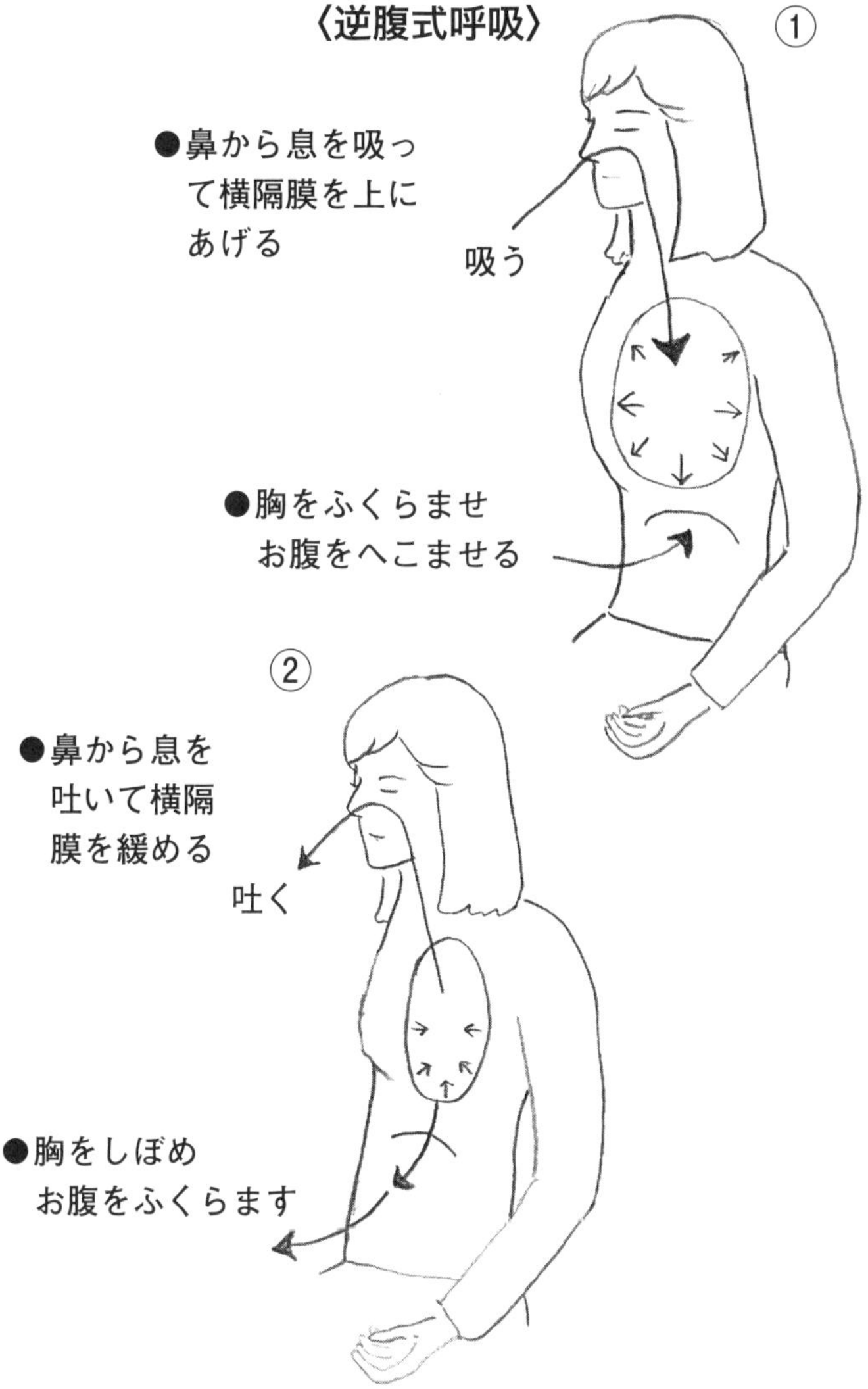
①
●鼻から息を吸って横隔膜を上にあげる
吸う
●胸をふくらませお腹をへこませる
②
●鼻から息を吐いて横隔膜を緩める
吐く
●胸をしぼめお腹をふくらます

◉心とからだに光を通わせる、朝と夜の呼吸

心身不二
心とからだは車の両輪

戒めと正見を備え、
法によりて生活（くら）し、
真実を語り自らその業（わざ）をなす人、
世はかかる人をこそ愛するなり。
法句経 二一七

●釈迦の悟り

釈迦が悟りを開いて仏陀という目醒めた人になったのは、菩提樹下での悟りによると聞いたことがあります。

それは「宇宙即我」の悟りでした。

「自分の本来の姿とは何か」

「自分を取り巻く世界の本来の姿は何であるか」

が、手に取るように分かったのでした。

釈迦の大切にした基本の教えは「三学の教え」です。

戒（身体的修行）

定（心の精神統一）

慧（智慧）

ということであり、心とからだは車の両輪であり、心とからだの修行を通して、それが智慧に昇華していくということなのだと教えています。

●呼吸が大事

身体的修行のときにも、精神的修行のときにも、呼吸が何より大事でした。仏陀は、朝の呼吸で、心とからだに光を通わせました。

【基本的な朝の呼吸】

❶今日も一日、命をいただき、感謝いたします。

❷今日も全力で、しかも肩の力をぬき一日を生ききり、家族や周りの人たちを幸せにします。

❸今日、明るく積極的に建設的に生きることで、
いただいた空気を透明な澄んだ空気にして、神様にお返しいたします。
（あくまで目安ですので、ご自分の体調や、やり方に合わせて取り組まれるのが良いと思います）

目覚めたときに、仰向けになったまま、軽く呼吸します。
朝の清浄な空気を体内に吸い込みます。鼻から吸います。
そして、さらに

❶１、２、３と心の中で数えながら、鼻から空気を吸い込み、
へそ下数センチの丹田に送り込みます（お腹が少しふくらみます）。

❷１、２、３と心の中で数えてから、
吸い込んだ空気をゆっくりと鼻から吐き出します。

❸鼻から吐くときには、丹田から吐き出すようにゆっくり吐きます。
1、2、3、4、5、6、7と心の中で数えながら吐き出します。
これを三回から五回くらい、繰り返しやってみましょう。

【要略】

❶鼻から吸ってだんだん深く三呼吸

❷丹田がふくらんだら1、2、3の間止めて

❸1〜7数えながら
鼻から吐き出します。

爽やかな朝が始まる予感を感じることでしょう。

【朝のポイント】

- 雑念を払います。
- トイレに行きたくなる人は
  トイレの中で耳を澄ましてみましょう。
- 春の一日
  小鳥が鳴いています。
  ウグイスが上手に鳴き始めています。
- 顔の筋肉を動かします。
  微笑んでみましょう。
- からだを軽くほぐします。
  肩が凝っているので、首を回したり、両肩をほぐしたりします。
- もし、外が明るくなっていたら、外気を少し入れて、新鮮な空気を吸ってみます。

●日がさしていれば、光を空気と思って、ゆっくりと吸い込んでみましょう。

●この間、ずっと無念無想を心がけます。

【就寝前の呼吸とポイント】

❶就寝前に、体をほぐして椅子に座って短い呼吸法をします。

（仰向けになったまま、軽く呼吸してもいいでしょう）

❷朝の呼吸と同様、鼻から吸い、丹田までおろし、鼻から（口からでも好い）吐きます。

疲れていることが多いかも知れませんので、自然な呼吸で、無理をしないで下さい。

床に入るときに、心がけることを、以下に記します。

- 今日一日、生かされていたことへの感謝。
「神様、ありがとうございます」
- 出会った人への感謝
- 明日が、すばらしい一日になりますように。
- 健康と富が、もたらされますように。

【昼間、気がついたときに行う簡単な呼吸のポイント】

❶右手の親指と人差し指で軽く鼻をつまみます。
すぐに親指は鼻から話します。

❷親指を離した鼻から三呼吸吸い込みます。丹田まで落とし込みます。

❸お腹が少しふくらんだなあと思ったら、親指を戻して、逆に人差し指を離します。

❹空気を吐き出します

1、2、3、4、5くらい数えながら。

これを三〜五回くらい、繰り返しやってみましょう。

【要略】

❶左鼻から吸ってだんだん深く三呼吸

❷丹田がふくらんだら1、2の間止めて

1、2、3、4、5と数えながら右鼻から吐き出します。

第4章

深呼吸して今の自分に感謝

◉丹田の使命とは体をしっかり守ること

●鬼門、裏鬼門とは

方位学で言う、鬼門（きもん）とは、北東の方角のことです。その名の通り「鬼（邪気）の出入りする方角」を意味しています。

鬼門はもともと古代中国の考え方で、その起源は古代中国の説話や歴史上の情勢・地形の問題など諸説あります。

それが日本に伝来し、安倍晴明で知られる陰陽道や神道、怨霊信仰などの影響を受けて、不吉な方位として徐々に広まっていきました。

そのため、都や幕府の鬼門にあたる方向には、鬼門除けとして大きなお寺が建てられることが多く、平安京の鬼門には比叡山延暦寺が置かれています。

裏鬼門（うらきもん）は、鬼門と反対の方角（南西）のこと。
陰陽道では、北東と南西は陰陽の狭間で不安定になるとされています。

●物事の変革を成す方位、北東

方位学に言う北東は丑・寅の方位であり、陰陽道や神道、怨霊信仰などの影響を受けて、不吉な方位と考えられていますが、九星遁甲術においては用い方一つで良くも悪くもなると考えられ、物事の変革を成す方位と言われています。

たとえば、十二支において丑は冬季の集結であり、陰気の極まる方位で終焉期です。寅は春季の開始であり、陽気の始まる時であり、希望の到来であり、丑と寅の境の「節分」においては「豆まき」を行って、丑までの陰気を払い、寅への陽気を祝って「鬼（丑の陰気）は外、福は（寅の陽気）内」と唱えて豆をまく習慣は今でも続いています。

丑の終結と寅の始まり、そこから北東（丑・寅）は「万物終始」の方位と言われています。

日本国にとっての鬼門方位は米国（北東方位）であり、常勝国日本が初めて敗戦国となり、米国によって思想の改革がなされた変革を求められました。

第二次大戦中、常勝ドイツ・ヒトラーはソ連（北東方位）へ進攻し失敗。以後敗戦へところがりました。

鬼門や裏鬼門の捉え方は様々ですが、実は陽と陰の流れが切り替わる気のぶつかる所です。「鬼」という字がついているのでちょっと怖い感じがしますが、本当は「鬼門＝気門」です。

物事万事において窮している人にとっての鬼門方位（北東方位）の活用ほど大事な方位はないのです。つまり失地回復方位であります。

桓武天皇が長岡京から平安京（北東方位）に打開の道を求め「失地回復」を願って東北に都を求めたのもこうした意味があります。効率良く失地回復する方位です。

裏鬼門も鬼門とセットで、これを読み取り活用するようにすれば、国を守り、地域を守り、変革を促し、発展へとつなげていけると教えて頂いたのは、マーケット理論を教えている女性でした。

●江戸城、川越城を築城した太田道灌公

彼女は日暮里にお住まいで、江戸城を建てた太田道灌公をとても尊敬している方です。

さらに、この鬼門・裏鬼門に関して、「の」の字の方位学と言うのがあるとも教えていただきました。古来から城を守るときの、要所のおさえ方であり、町を戦略的に守ったり、発展させるための考え方らしいのです。

道灌公が築城した川越城の中心地を守るのは、鬼門の位置にある北の氷川神社です。裏鬼門の南西は要所であり、これを裏鬼門と言いますが、妙昌寺

という七福神の弁財天を祀る寺です。

太田道灌公が、川越城を築城する際に弁財天の社が、川越城の裏鬼門に向いていることから、鬼門除けの守護神として、尊崇（信仰）が厚かったと伝えられております。

現在でも、弁財天は開運、商売繁盛、弁舌、芸術、財神、延寿の神として、ご利益があり、小江戸川越七福神の霊場としても参詣者が多く訪れます。

●丹田の使命とは体をしっかりと守ること

こんなふうに、方位学的に、中心地を守るのは、「北の鬼門」「南の要所」と、周辺のお堀の役割をする「縁の地点」だということです。

ですので、城を守るために、「の」の字をイメージして、中心地の守りを固めたのだとマーケット理論を教えている女性から教えていただきました。

彼女の話では、中心地江戸城（皇居）を守る要所は北の鬼門を寛永寺、裏の鬼門である南を東京タワー近辺の増上寺が守っているそうです。

そのさらに南西には、幕末に川越藩が守備していたお台場や、高輪の関（品川辺り）がありました。

地域や、そこにある拠点がどのくらい重要なのかは、鬼門や裏鬼門、そして「の」の字に当てはめたときの位置などから推測できるそうです。

城を守るためなのか。はたまた何か重要なものを守る。そのものの性質によって、鬼門（北東）や裏鬼門（南西）の要所を守る人の使命が見えてくるのだと思います。

そして、ポイントとしておさえたいのは、心を体の中心に見立てると、頭が鬼門になり、南の要所は体でいうと、丹田であろうと思います。

そして、その丹田の使命とは、体をしっかりと守ることであり、呼吸に他ならないと言えるのではないでしょうか。

本書を、まとめながら、こんなインスピレーションをうけました。

◉たとえ、いかなる生き物であろうとも

青春の奢り
健康の奢り
生存の奢り

●仏陀の言葉

「たとえ、いかなる生き物であろうとも、
生きとし生けるものに慈愛なき者、
かかる者は賤しき人であると知るべし」（スッタ・ニバーター）

ゴータマ・シッダルータという名前が、仏陀が悟る前のお名前です。

シッダルータはクシャトリア階級に生まれました。現在のネパール近くのカピラバーストゥのお城で暮らしていました。

昔のインドでは、お城の中の何不自由ない恵まれた環境から一歩外へ出ると、そこには目を背けたくなるようなことがありました。

乞食や浮浪者ともつかぬ、みすぼらしい姿の老若男女の群れが街にみち、病人がそこかしこにいて、死臭が鼻をついていたということです。

今のインドの各地でも、まだまだ目にする光景でしょうか？

シッダルータの目に、それほどのように映ったでしょうか？

『増支部経典』には次のようにつたえています。

「私は、そのように裕福な家で生まれ、幸福であったのに、愚かなるものは自ら老いる身でありながら、かつまた、未だ老いることを免れることを知らないのに、他人の老いたるを見ては、己のことはうち忘れて厭い嫌う。考えてみると、私もまた、老いる身である。老いることを免れない。そのようなとき、私の青春の奢り、健康の奢り、生存の奢りはことごとく絶たれた」。

●反省

シッダルータは年若くして、すでにこうした人生の実相を洞察し、それを見て見ぬふりをしていた自分を深く反省して、一体どうしたら人間として避けることができない、こうしたむごたらしい運命の軛（くびき）から脱却することができるか、そしてまともな人生を送ることができるかに思いを馳せたのです。

そして、シッダルータは**青春の奢り、健康の奢り、生存の奢りを感じて、悟りへの道を希求したのでした。**

コロナウイルスが流行っている中国の衛生環境も、劣悪であることを、耳にします。これも生存の奢りとみてよいでしょうね。

自分さえ良ければという無神論で唯物的な人生観なのです。

それが、衛生観念の欠如につながります。

他者への愛や感謝が社会にあることは神への尊崇の念として現れてきます。

ここに大いなる反省点があるでしょう。

◎香気を感じる呼吸法

●メキシコ人への感謝

ラフカディオ・ハーンの初期の短編小説に『メキシコ人への感謝』という作品があります。

それは、こんな出だしでした。

春の時分、メキシコのベラクルスを出た船が、数人の浅黒い色をしたメキシコ人水夫とともにアメリカの港につきます。

夏になり炎天下での作業中に、一人の水夫が重病になり、出港の日が近づいても、快癒しませんでした。

正確には聞き及んでいませんが、彼は日中の暑い中でも悪寒があり、奇妙な熱病にかかったようなのです。
しかし、異国で、世話してくれるものもなく、材木の木陰で休んでいるしかなかったのです。

そこに、ある令嬢が通りかかり、気の毒に思って、水や食べ物を届けてやり、ついには世間体も構わずに、見知らぬ水夫を自宅に引き取ることにしたのです。娘とその母は、快方に向かうまで、男を世話をしてやったそうです。男は、全く英語を話すこともできなくて、困っていたので、二人に大変に感謝して、健康がすっかり回復する前に、母親の引き留めるのも聞かないで、その手に深い深い感謝の気持ちを示す接吻をすると、その家を立ち去りました。

それから、ずっと後になってから、娘はキューバ人と結婚して、メキシコのある街で暮らし始めます。

ある時、夫と町を歩いていると、
あの水夫が娘をみつけました。

「聖母さま！　あのお嬢様だ」

と叫ぶや、汚い道に跪《ひざまず》いて、娘の両手を握りしめ、昔、娘の母にしたように、深い深い感謝の接吻をしました。

水夫は、その町で成功しているらしく、持っていた籠を広げて、「香ばしい果物と色鮮やかな花々」を贈り物として受け取って欲しいと申し出ました。

しかし娘は、彼が健康であること、成功していることを喜んでくれましたが、贈り物は受け取らなかったのです。

しかし、男は諦めなかったようで、翌朝から、毎朝、その香ばしい果物と花々を彼女の家の玄関に届けたというのです。

山々の頂に、暁の薔薇色が萌え始める頃、ノックする音で目を覚ました使用人は、すばらしい果物と色鮮やかな花々が、強烈な香気を放っているのに気がつきました。それは、届けた人の令嬢への感謝の思いと同じくらいの、情熱的な烈しい香気だったそうです。

鼻から呼吸しているからこそ、五感にしっかりと届く香りだったのです。

私は、ハーンの文を読んで、烈しい香気と書いてあるのに、呼吸は、それを拒絶することなく、喜びや恍惚として感じ取られているのを感じました。

香気が充実した気として、呼吸で深く味わわれているように感じられ、この文を印象深く締めくくっています。

ハーンは、色や匂いに託して、細やかな自然の生気をあらわし、呼吸を通して、匂いを通して、深い呼吸で、充足している感じを表現しているのです。

ハーンの文から、深くて静かな呼吸を感じます。

◎最後の安心

●何かが欠けている

山岡鉄舟が、幕末期の剣聖であったことは、よく知られていることです。

『鉄舟言行録』によると、

彼は剣道の諸流を極めたけれど、これでいいという「最後の安心」まで到達することができなかった。

自ら省みて、何か欠けているものがあるように思えて仕方がなかったのです。この点を誰か指摘してくれるものはないものだろうかと、日々思い煩っていました。

ある時、埼玉に浅利某なる人が、その道の達人であることを聞き及び、自らこの老人のもとを訪ねて、手合わせを頼みました。

しかし、いよいよ道場に立って、互いに対峙してみると、両者には余程の差があり、鉄舟は老人の隙を発見することができなかったのです。

さすがの鉄舟も、一合の敲き合いもなしえず、引き下がってしまったそうです。

それ以後、鉄舟の脳中には、この浅利老人の屹立不動の構えが深く喰い込んで離れませんでした。

この老人に対して、一合も太刀打ちできなかった鉄舟は一段の飛躍をなすべく、毎晩木剣を傍におき、静坐して、工夫を凝らしました。

これならばと思うときに、木剣を取り上げては、青眼に構えてみた。しかし、彼の眼前には、泰山の如き浅利老人の構えが現れるのであった。

彼は木剣を捨て、また座った。

このように幾夜か、幾週か、幾月か、精進を重ねたのです。

●無心の境地

ある夜、鉄舟は、深夜まで座って瞑想していたが、忽然として、心身が忘我の境地となり、無心の境地を得るに至りました。

いまこそと思って、木剣をとって、青眼に構えてみました。

すると、果然今まで妄執のように巣食っていた老人の姿は影もなく払拭されたのです。

「時こそ来れり」

鉄舟は欣喜雀躍しました。

高弟に手合わせを命じた。

道場に立って、二、三合敲き合いしたところ、高弟はたちまち木剣をなげすてて

「人間で、そこまでいけるものでしょうか」

と、平伏しながら感嘆したそうです。

●子達せり

鉄舟は即座に弟子を差し立て、浅利老人を自分の道場に招きました。

手合わせをお願いするためです。

しかし、両人が道場に立ったとき、老人は鉄舟の構えを見ただけで、

「子達せり」

と言ったきり、試合はしなかったというのです。

そして、鉄舟に無相流の極意を許したそうです。


最後の剣客と言われた鉄舟の体験ですが、何かしら普遍的な真理が宿っているように思えますね。

剣をもって、勝敗を争うというより、哲学であり、人生観のようなものを感じ取れる逸話です。


剣の道は禅の道であり、老荘思想の道でもあったのですね。

「気」「呼吸」「臍下丹田」「錬気養心」などに関する論は、多かれ少なかれ老荘思想や道教に影響されているようです。

◉阿吽の呼吸

●アルファとオメガ

アルファとオメガが一瞬にして一つのものに融合する。それが「阿吽」。
梵語のアルファベットのαにあたる「阿」が口を開けて発音する音です。
Zにあたる「吽」が口を閉じて発する音。
だから吐く息と吸う息になりますね。

「阿吽の呼吸は、アルファとオメガが一瞬にして、融合するかのようなものナノだと思います」

このように、不思議な話を柳瀬尚紀さんが書いていました。柳瀬尚紀さんは、高校時代までは数学者を志していたそうです。

ルイス・キャロルの翻訳も多く、ロングセラーとなった『シンデレラ・コンプレックス』の他にも、前衛的な文学を多数翻訳。英語・国語辞書や翻訳・国語論に関する著作も多い方です。

私は大学で、講義を受けたことがあり、当時から変わった先生だと思っていました。

ジェイムズ・ジョイスの作品で、翻訳不可能と言われた『フィネガンズ・ウェイク』を独自の造語を用いて翻訳したことは話題となり、日本翻訳文化賞受賞されています。

柳瀬先生は、当初は阿吽の呼吸という言葉が何を意味しているのか気にも留めなかったそうです。

神社にある狛犬の口が片方（右）が開いていて（阿形）、もう片方（左）が閉じている（吽形）のと、阿吽の呼吸が関係するのかも分からなかったのだそうです。

●阿字は宇宙の始まり

それがやがて、阿字は宇宙の始まりを意味し、吽字は宇宙の終わりを意味していることに気がつきました。

つまり、ギリシア語の最初の文字αと最後の文字Ωとが、ロゴス（言葉）の宇宙の始終を顕現するという解釈と符合したのですね。

そこで、『吽字義』を密教大辞典で調べたら、阿吽とは、ａｈūｍ（阿訶汙麼）から来ているらしい。

真言密教の呪文はこの阿字で始まり、吽字で終わる。

ただ阿字は本不生だから、口を開いた瞬間に発音されているというのだ。

従って、言葉を発する時には必ず、阿字で始まり、吽字（口を閉じる瞬間に発せられる音）で閉じられる。


宇宙もビッグバンという阿字で始まり、ビッグエンド?・という吽字で終わるのだ、と意味深い話です。この阿吽とα（アルファ）・Ω（オメガ）を対比すれば、阿字がアルファに、吽字がオメガに対比できることは容易なことだと締めくくっています。

◉一人ひとりの心と身体を健康にすることで乗り越えられる

先日、「白隠禅師に学ぶ」ということで、奈良にいる友人とその知人に話をさせて頂きました。

友人の母が体調不良で、相談にのったことがきっかけでした。

彼女のお母さんは、もとは学校の先生で、のちに俳画家として名をなすようになった方です。

俳画とは、俳味のある画に自分で詠んだ句をつけて、楽しむものです。

周囲の人に請われて、カルチャーや自宅で教えるようになりました。

幼少の頃は、蘇我家に由来のあるお墓を守っていた由緒あるお寺の跡取りでした。

長じて、師範学校に入学して、中学の先生になり、お寺は、後に生まれた弟が継ぐことになったそうです。住職である父（友人の祖父）は、そのころ活躍していた暁烏敏（あけがらすはや）の熱心なファンでした。

加賀の三羽烏といわれた暁烏敏（一八七七〜一九五四）は、父のお寺や檀家に、年に一、二回尋ねてきていたと言うことでした。

彼は真宗大谷派の僧侶、宗教家ですが、学生時代から俳句を作り。高浜虚子に師事し、詩や俳句も多く残した方です。同じ加賀の藤原鉄乗、高光大船と暁烏敏を合わせて加賀の三羽烏といわれています。

老年期には、目が見えなくなっていたそうです。僧侶である彼女の祖父が、暁烏敏を招いて、駅までリヤカーで迎えに行っては、説法を聞く機会を作っていたのだそうです。

彼女のお母さんは、特に信心深いということもなかったのですが、お寺に生まれたということもあって、他の人の生い立ちに比べると、ちょっと特殊でした。

ある大手のタイヤ会社のホープと結婚し、彼女を出産し、弟を生んでから、主婦として一家を支えます。

教育が一段落すると、関西の著名な俳画家である赤松柳史に師事し、修業を始めることになったのだそうです。

彼女の母は、大食ではありませんでしたが、一日に五回くらい食べていたでしょうか。話をしながら、食事を楽しんでいました。八〇代の半ばまで、元気で絵を描き、旅をし、食を楽しんでいました。悠々自適だなあと思っていました。

ところが、思わぬことから転んで腰の骨を折りました。それからは、足が痩せ、体重も落ち、寝たきりとなり、人の手がないと歩くことができなくなりました。

この母の晩年の様子を見ていた彼女は、どのように晩年をすごしたらよいかを、自分なりに納得したカタチにしたいと思い、周りの友人たちに尋ねることにしました。私にも声がかかったわけです。

もともと、白隠さんに興味をもち、一時期、呼吸法や軟酥の法を友人に紹介していました。ギャラリーの講座で話したこともあります。

あの話が良かったと言って下さる方がいらっしゃったので、資料を冊子風にまとめておりました。

彼女たちには、その内容をお話ししました。

本書は、その時の話に一部手を加えて、さらに図版を加え、まとめたものです。

今年は、コロナウイルスも流行っております。

トランプ大統領が言うまでもなく、コロナウイルスは「中国ウイルス」です。一党独裁の共産主義が世界にはびこると、このウイルスみたいに蔓延し、人々の命を蝕み、自由と民主主義を浸食します。

いま、水際でこの凶暴な中国ウイルスを食い止めようと各国が努力しています。

一人ひとりの心と身体を健康にすることで、ウイルスの恐怖や脅威から乗り越えられると言います。

日々の呼吸を心がけましょう。

◉胸を広げて、胸式呼吸で新鮮な空気を

近所で、ウグイスが鳴いています。

まだ日は昇っていないのに、ほんのりと明るんでいる。

この近辺には、目白や四十雀、オナガ等が飛来してきます。

ウグイスも早春にはよく「ホーホケキョ」の鳴き声を聞くことができます。

いつもは、樹木の中や、藪の中にかくれていて姿を見せないことが多いのですが、声ははっきり聞こえます。

田舎では、裏山がすぐ近くでしたので、秋冬には「チャッ　チャッ」という声を出していました。

ホーは吸う息、ホケキョは吐く息、
胸をいっぱいふくらませてさえずります。

鳥の鳴き声には「さえずり」「地鳴き」「ぐぜり」があるそうです。

さえずりは、主にオスが繁殖期に出す声。

地鳴きはさえずり以外の声で、オス・メスとも同じ鳴き声です。ウグイスの「ホーホケキョ」はさえずりで、地鳴きは「チャッチャッ」と聞こえます。

そして、ぐぜりは、さえずりの練習をする声。

春になるころ、「ホーホケ」で止まったり、「ケキョ」とだけ聞こえたりしたら、ウグイスがさえずりの練習をしているのです。

早春、人里で上手に「ホーホケキョ」と鳴く練習をしていたウグイスは、春の深まりとともに山へ帰って、巣づくりをするのです。

まだ未明のこと。人の影は見えない。
人や車の喧騒もなく、気配もない。
ウグイスの鳴き声は、若さの歓び。何かを求める声。その声に聞き入って
いると、若き日のことを思い出す。
健康の喜び、春の大気の心地よさを深く感じます。
胸を広げて、胸式呼吸で新鮮な空気を吸い込みましょう。

深呼吸（胸式呼吸）

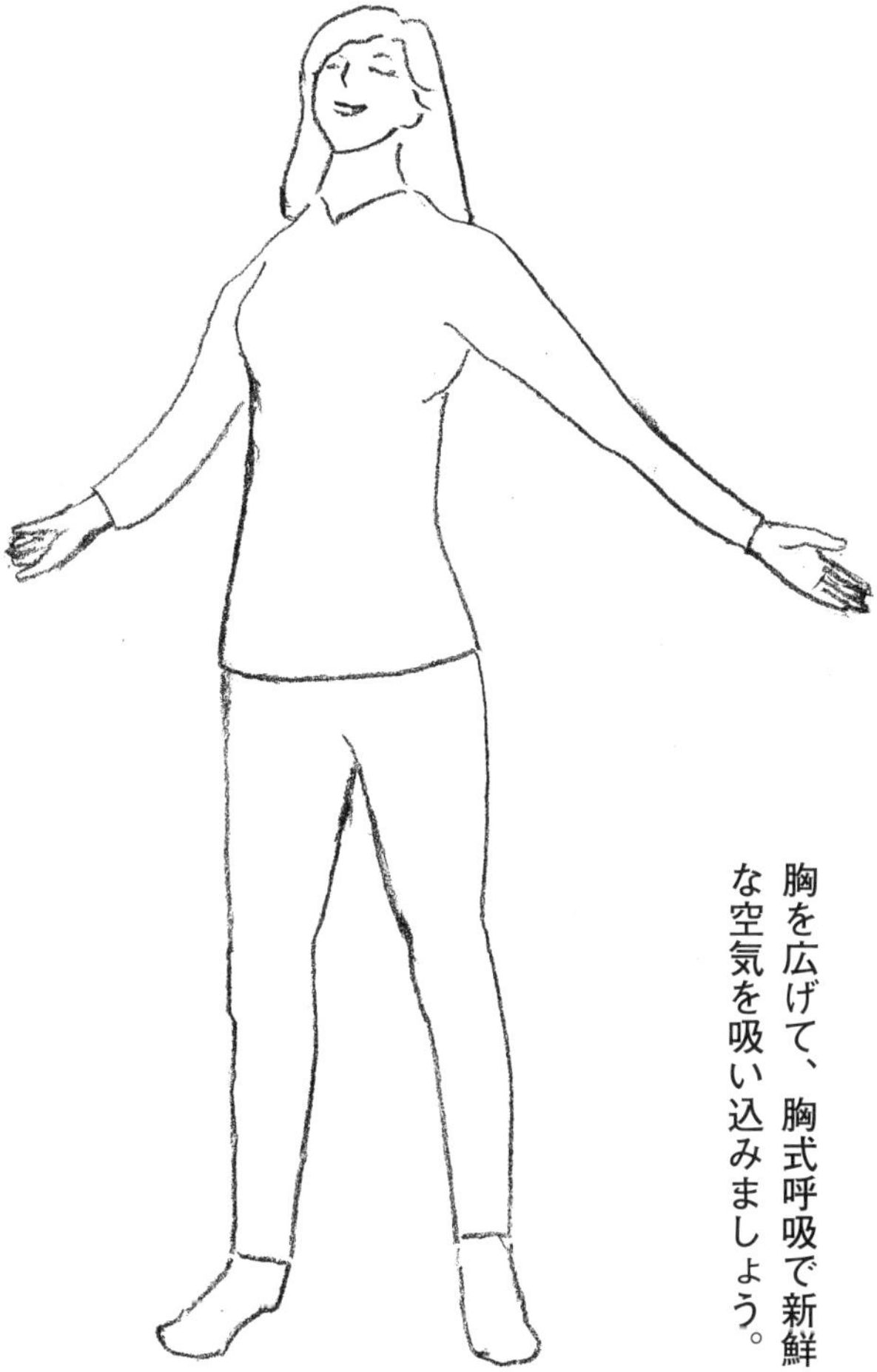

胸を広げて、胸式呼吸で新鮮な空気を吸い込みましょう。

◉深呼吸して、今の自分に感謝

●いじめられっ子

中学生の頃、田舎の中学校から、大きな町の中学校に転校しました。そこは一学年が八クラスもあり、四百人近い生徒が学んでいました。それまでは一学年三五名くらいの小学校が四町集まった学年百四〇人くらいの中学校でしたので、三倍の大きさのマンモスぶりに、すごく緊張して登校していたことを覚えています。

学校の事情など、全然わからないのですから、心を許せる相手かどうかも見極めるのが難しかったと思います。

いまで言う、「空気が読めない」子どもだったと思います。

転校早々に、いじめに遭い、苦しかったことを思い出します。

それは、オドオドしていて構いたくなる「からかい半分」のちょっかいともとれるし、子どもながらに「邪心」のある底意地の悪いものもありました。


友人の家の鳩小屋から鳩を盗む人がいるというので、朝方見張っていると、悪い奴が侵入してきました。我々が騒ぎ立てると逃げていきましたが、知らん顔して学校に出てくるような奴でした。

●障害者にある使命

そのとき、同じクラスに中山くんという、手足の不自由な男子生徒がいました。もう五〇年以上も前のことですが、その頃はまだ珍しい車椅子に乗ってきていました。

数人の同級生が、彼を送迎していました。級長だった鶴田君も、その一人でした。

後年、鶴田君は医者になりましたが、その頃からも騎士道精神のようなものを発揮して世の中の役立つ人になろうと志していました。

体の不自由な中山くんのために、細々としたことを、手伝っていましたので、尊敬していました。

とはいえ、中山くんと付き合うのは、いささか難しいところがありました。からだが不自由なためだからでしょうか、思いが強いのです。自己主張が強いため、長くは一緒にいたくないのです。

その彼に付き合って、一時期、新聞配達をしたことがありました。

一緒に、アルバイトしないかと誘われて、数カ月、しかも小部数でしたが続けました。そのことが、町の新聞に取り上げられて、ちょっとした美談になったことがあります。
小さい頃の数少ない栄誉でした。

●深呼吸して人生設計を考えてみよう

他の人々を導くために障害者の人生を計画して生まれてくる人もいます。ヘレン・ケラーが三重苦だったように、尊い目的を持ち、障害者の人生を計画して生まれてくるような人もいます。

ホーキング博士という世界的な天才物理学者で筋萎縮症の人がいますが、この人もある程度、人々に何かを教えんとして、そのような姿で出てこられています。

例えば、車椅子の生活をしている人の中には、社会的に活躍してる人もいます。そういう人は、「なぜこんな不運が私に」と思ってるかもしれませんが、ある程度、覚悟してそういう運命を描いている人もいるのです。

このように生きがい、喜び、勇気、そういうものを他の人々にふるい起こさせるために、肉体的な障害を選んで生まれてくる人もいます。

やがて、この地上を去ると、肉体的障害は、すべて解消され自由な姿に戻ります。

深呼吸して、今の自分に感謝してみましょう。

与えられた環境を喜んでみませんか。

◉日常生活の中で呼吸を意識する

呼吸とリズムが美しい文字を生む

美しいかなが書けるように、目（鑑賞力）、頭（理解力）、手（技術）この三つの訓練を平行して進めましょう。

きっとあなたの目指すかなの線を生かした表現力が高められます。まずは、手本通りにまねてみます。

次に、どこを注意したらよいかを見つめて、自分の中から湧き出る線を作り出します。

その為に繰り返し書くことから始めましょう。

日常生活の中で、できるだけ呼吸を意識しましょう。

呼吸を意識すると言うことは、自分自身の中から自然ににじみ出てくるものの見つめると言うことです。

息は吐き切れば、自然に空気が体に入ってくるのです。

鼻からゆっくり出してゆっくり口から吐きます。

臍下丹田、おへその下を意識した腹式呼吸によって自分自身の心をコントロールしていきます。

これをリズムよくできるようになれば、それは筆の運びに、そして文字（線）にも現れます。大字を書くときに呼吸が大事であることと同じように、小字（細字）を書くときにも忘れてはいけません。

また、古典の臨書の際は姿勢を正しく、静かに緩急をつけながら肩の力を抜き、流れが途切れないように**吐く息を意識することが大切です。**

墨をする時も呼吸を意識しながら、五分から一〇分続けてみましょう。はじめは手が止まってすれないかもしれませんが、徐々に墨の香りで心も穏やかになり、背筋も伸び、雑念がなくなります。

呼吸が整えられ、紙面にソッと筆を置くときの幸せを感じてください。

一日少しずつ書く習慣をつければ、自然な呼吸によって運筆のリズムが生まれ、継続する楽しさが心の中に生まれてくることでしょう。

良いと思ったことは見習ってみる。真似してみる。

過去、様々な人が、白隠さんを見習って、呼吸法を実践してきています。

その中から、良いと思ったものを実習してみましょう。

そして、それが習慣化できて、自家薬籠中にしたならば、

それは自分の経験したものとして、知恵となり、

自身のオリジナルになるのです。

「呼吸法」で強い身体と心をつくる

著　者　　河越八雲
発行者　　真船美保子
発行所　　KK ロングセラーズ
東京都新宿区高田馬場 2-1-2　〒 169-0075
電話（03）3204-5161（代）　振替 00120-7-145737
http://www.kklong.co.jp

印刷・製本　　大日本印刷（株）
落丁・乱丁はお取り替えいたします。※定価と発行日はカバーに表示してあります。
ISBN978-4-8454-2457-3　　Printed In Japan 2020